陈可冀院士简介

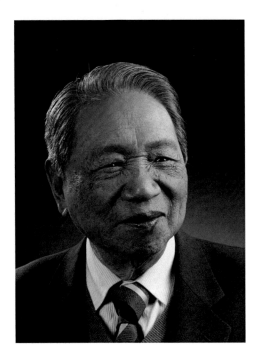

中国科学院资深院士，国医大师，第七、八、九届全国政协委员，全国杰出专业技术人才，中国中医科学院首席研究员及终身研究员，香港浸会大学及澳门科技大学荣誉博士，长期从事心血管病与老年医学临床研究。现任中央保健委员会专家顾问委员会成员，中国科协荣誉委员，中华医学会及中国医师协会常务理事，中国药典委员会执委，中国中西医结合学会名誉会长，中国老年学学会名誉会长，中国医师协会中西医结合医师分会会长。北京大学医学部兼职教授，首都医科大学中西医结合学系学术委员会主任，世界中医药学会联合会高级专家顾问委员会主席。Chinese Medical Journal（中华医学杂志英文版），《中华心血管病杂志》及《中华老年医学杂志》顾问；《中国中西医结合杂志》及 Chinese Journal of Integrative Medicine 杂志主编，eCAM（Evidence-Based Complementary and Alternative Medicine）杂志心血管专栏特邀主编（2010～）。曾任中央保健委员会专家组副组长，中国科学院生物学部副主任（1993～2001），中国科学院学部主席团成员（2004～2008），世界卫生组织传统医学顾问（1979～2009）。曾获首届立夫中医药学术奖（1994），国家科技进步奖一等奖（"血瘀证与活

血化瘀研究", 2003)、二等奖 ("证效动力学研究", 2001), 求是科技奖 (2001), 何梁何利科技进步奖 (2002), 首届世界中医药联合会首届中医药国际贡献奖 (2007), 中国非物质文化遗产传统医药项目代表性传承人 (2007), 吴阶平医学奖 (2009), 中国脑卒中防治工作卓越成就奖 (2014), 中华中医药学会终身成就奖 (2014)。主编《清宫医案集成》获国家新闻出版总署颁发的中国出版政府奖 (2011) 等奖项。

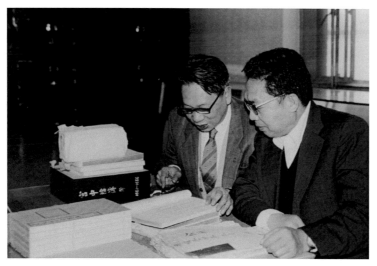

陈可冀教授（左）与中国第一历史档案馆馆长徐艺圃教授研究清代宫廷原始医药档案
（1988年，中国第一历史档案馆）

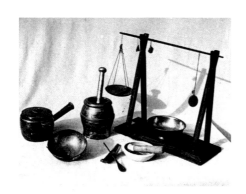

光绪年间太医院药具

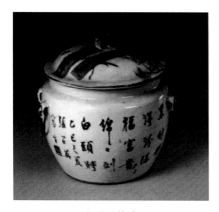

疏风活络膏

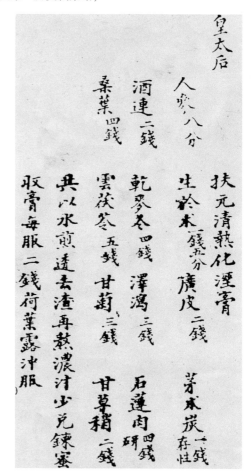

慈禧太后　清热化湿膏处方件

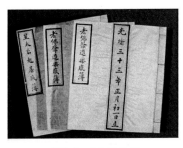

慈禧太后进药底簿

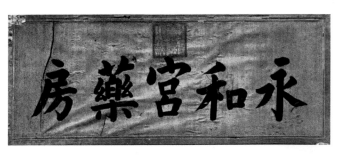

永和宫药房

二月初七日張仲元姚寶生請得
皇太后脈息左關弦數右寸關沈滑而數肝經有熱腸胃氣
道欠舒今議用養陰理氣膏調理
生杭芍六錢　羚羊二錢　當歸五錢　柏子仁五錢
桃仁泥四錢　蔞仁四錢　枳殼炒三錢　炒查肉六錢
條黄芩四錢　甘菊六錢　檳榔四錢　生甘草三錢
共以水熬透去渣再熬濃汁兑煉蜜收
膏每服三錢白開水沖服

慈禧太后　养阴理气膏处方件

閏四月十七日莊守和張仲元看得
總管脉息左關稍弦右寸關緩滑神力甚好惟中氣
鬱過脾元欠暢今議用建中調脾膏調治
黨參四錢　生於朮四錢　雲苓四錢　炒薏米六錢
扁豆五錢　廣陳皮蜜炙五分殼　砂研一錢　炒穀芽四錢
杭芍炒二錢　鮮荷葉一張　飴糖六錢　炙甘草一錢
共以水煎透去渣再熬濃汁兑煉蜜收
膏每服三錢白開冲服

总管李莲英　建中调脾膏处方件

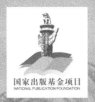

"十二五"国家重点图书出版规划项目

国医大师临床研究

中华中医药学会 组织编写

清宫膏方精华

陈可冀 主编

刘玥 副主编

吴宝金
李艳彦
李斌 编写

科学出版社

北京

内 容 简 介

本书为国医大师陈可冀院士的心血之作，对清代宫廷原始医药档案中的膏方作出较为系统的整理，涉及临床各个学科，既有内服膏方，也有外用膏方，分门别类，并对收录的膏方做出适当评议。本书较全面地展现了清代宫廷医疗经验中的膏方精华。读者从中可纵览数量众多的治病疗疾的有效膏方，还可窥见不少具有保健功效的膏方。

本书可供医学院校师生、中医药及中西医结合工作者以及对中医药学和清代宫廷历史感兴趣者阅读参考。

图书在版编目（CIP）数据

清宫膏方精华／陈可冀主编．—北京：科学出版社，2015.11
（国医大师临床研究）

国家出版基金项目·"十二五"国家重点图书出版规划项目

ISBN 978-7-03-046307-4

Ⅰ.①清… Ⅱ.①陈… Ⅲ.①膏剂–方书–中国–清代 Ⅳ.①R289.6

中国版本图书馆 CIP 数据核字（2015）第 267746 号

责任编辑：贾冬梅 鲍 燕 曹丽英／责任校对：郑金红
责任印制：赵 博／封面设计：黄华斌 陈 敬

科学出版社 出版
北京东黄城根北街 16 号
邮政编码：100717
http://www.sciencep.com
三河市春园印刷有限公司印刷
科学出版社发行 各地新华书店经销
*
2015 年 11 月第 一 版 开本：787×1092 1/16
2025 年 1 月第十次印刷 印张：8 1/4 插页：2
字数：118 000

定价：58.00 元
（如有印装质量问题，我社负责调换）

《国医大师临床研究》丛书编辑委员会

《国医大师临床研究》丛书序

2009 年 6 月 19 日，人力资源和社会保障部、卫生部和国家中医药管理局在京联合举办了首届"国医大师"表彰暨座谈会。30 位从事中医临床工作（包括民族医药）的老专家获得了"国医大师"荣誉称号。这是新中国成立以来，中国政府部门第一次在全国范围内评选国家级中医大师。国医大师是我国中医药事业发展宝贵的智力资源和知识财富，在中医药的继承创新中发挥着不可替代的重要作用。将他们的学术思想、临床经验、医德医风传承下来，并不断加以发展创新，发扬光大，是继承发展中医药学，培养造就高层次中医药人才，提升中医药软实力与核心竞争力的重要途径。

为了弘扬中华民族文化，广泛传播和充分利用中医药文化资源，满足中医药人才队伍建设的需要；进一步完善中医药传承制度，将国医大师的学术思想、经验、技能更好地发扬光大。科学出版社精心组织策划了"国医大师临床研究"丛书的选题项目，这个选题首先被新闻出版总署批准为"十二五"国家重点图书出版规划项目，后经科学出版社遴选后申报国家出版基金项目，并在 2012 年获得了基金的支持。这是国家重视中医药事业发展的重要体现，同时也为中医药学术传承提供良好契机。国家出版基金是国家重大常设基金，是继国家自然科学基金、国家社会科学基金之后的第三大基金，旨在资助"突出体现国家意志，着力打造传世精品"的重大出版工程，在"弘扬中华文化，建设中华民族共有精神家园"方面与中医药事业有着本质和天然的相通性。国家出版基金设立六年以来，对中医药事业给予了持续的关注和支持。

作为我国成立最早、规模最大的中医药学术团体，中华中医药学会长期以来为弘扬优秀民族医药文化、促进中医药科学技术的繁荣、发展、普及推广发挥了重要作用。本丛书编辑出版工作得到了中华中医药学会大力支持。国家卫生和计划生育委员会副主任、国家中医药管理局局长、中华中医药学会会长王国强亲自出任丛书主编。

作为中国最大的综合性科技出版机构，60 年来科学出版社为中国科技优秀成果的传播发挥了重要作用。科学出版社为本丛书的策划立项、稿件组织、编辑出版倾注了大量心血，为丛书高水平出版起到重要保障作用。

本丛书同时还得到了各位国医大师及国医大师传承工作室和所在单位

的大力支持，并得到各位中医药界院士的支持。在此，一并表示感谢！

　　本丛书从重要论著、临床经验等方面对国医大师临床经验发掘整理，涵盖了中医原创思维与个性诊疗经验两个方面。并专设《国医大师临床研究概览》分册，总括国医大师临床研究成果，从成才之路、治学方法、学术思想、技术经验、科研成果、学术传承等方面疏理国医大师临床经验和传承研究情况。这既是对国医大师临床研究成果的概览，又是研究国医大师临床经验的文献通鉴，具有永久的收藏和使用价值。

　　文以载道，以道育人。丛书将带您走进"国医大师"的学术殿堂，领略他们深邃的理论造诣，卓越的学术成就，精湛的临床经验；丛书愿带您开启中医药文化传承创新的智慧之门。

《国医大师临床研究》丛书编辑委员会

2013 年 5 月

序　言

　　临床应用膏方内服或外用防治疾病，已有久远的历史，人们耳熟能详的有《洪氏集验方》的琼玉膏，《摄生秘剖》的二冬膏，以及八珍益母膏、枇杷叶膏、益母草膏、夏枯草膏、活血通脉膏、暖脐膏及狗皮膏等等，品种繁多。不仅有煎膏（膏滋）、软膏（药膏）及硬膏（膏药）等种种不同剂型之别；在择其功能应用上，也分别有理气、活血、通络、安神、调中、健脾、化浊、通腑、固涩、滋补等的不同应用。今江南一带，冬令进补，很是流行，且有一定历史与较多的经验；现在北方也很盛行了。中国中医科学院西苑医院每年冬季还都举办膏方节，广做科学普及工作，加以推广，以适应病家的需要。民间有所谓"冬令进补，春天打虎"之说，说得虽然有些夸张，但也足以说明膏方还是很受民众喜爱的。时至现在，各地在制作工艺和场地上，都有了很大的进步，处方重视个体化。虽在组方上，各个医生有方剂组成大小不同的实际经验，小方可能只有一、二味药，大方可能多达数十味药，大家经验和面对的病例各异，很需要进一步探讨和研究，进一步改进。

　　清代内廷膏方应用的也十分广泛。雍正皇帝内服过琼玉膏，外用过保应膏。慈禧太后用过的就有菊花延龄膏、保元固本膏及延年益寿膏等。光绪帝用过的则有润肺和肝膏、调中畅脾膏、舒筋活络膏、熊油虎骨膏等；不一而足。似很值得进一步加以梳理。过去我们在编写《清宫配方集成》及《清宫医案集成》时，虽曾注意及此，但未对膏方应用情况及经验做出专门的梳理。在本书完成的时刻，需要说明的是，本书重在以传统知识方法整理为主。这些膏剂处方虽有很多宝贵的经验需要认真传承，但时代不同，部分处方中含有一些重金属成分，可能在医疗上确是极为需要的，但也可能需认真在研究其毒理学和毒代学数据的基础上，从病人利益出发，考虑是否需要做进一步的增删处理。部分膏剂处方中使用了稀有动物，目前多有替代品，临证需加注意。此外，部分膏方的评议摘自原始清宫医案资料，对膏方疗效不免有言过其实之处，应理性看待。

　　本书得以很快面世，中国中医科学院西苑医院刘玥博士做了大量的组织工作和编写工作，贡献良多。福建省膏方研究会会长吴宝金主任、山西中医学院李艳彦教授、西苑医院李斌医师等冒着酷暑认真参与落实编写评议等。科学出版社曹丽英博士也给予至为可贵的支持，谨此致谢。

陈可冀

2015 年大暑于北京西郊

目　录

第一章 中医膏方的历史源流

膏方，在《正韵》、《博雅》中释为"润泽"之义，因其多有滋补之功效，故又有"膏滋"之谓，属于丸、散、膏、丹、酒、露、汤和锭等八种剂型之一，是我国传统医药学方药剂型的重要组成部分，有着相当漫长的发展历史。历代的膏方中，有外用和内服两种，外用膏方是中医外治法中常用的药物剂型，有软膏和硬膏之分，其中软膏又称为药膏，是将药物细粉与恰当的溶质调和而成的黏稠度适当的半固体外用制剂；内服膏方多指煎膏，是指将一味或多味中药饮片加水多次煎煮，去渣取汁后，蒸发浓缩并加饴糖或阿胶等制成的半流状内服制剂。千百年来，经过历代医家不断的实践、继承和发展，中医膏方由最早的外用膏药发展成内服及外用膏方并存，又由固定处方的成药膏方发展成为按个人不同体质需求辨证处方制作的个体化膏方。随着膏方的配伍、制法逐渐完善，其品种逐渐增多，功效不断扩大。中医膏方的历史源流大致经历了初起、发展、成熟、盛行四个阶段，及至当代，内服膏方的临床应用越来越受到医生和病人的推崇和喜爱。

第一节 膏方的初起

膏方最初用于外敷治病，可溯源至先秦古籍《山海经》，其中记载了一种羊脂类膏剂，用于涂搽皮肤防治皲裂，可说是早期膏方的雏形。

长沙马王堆汉墓出土的载有药方的医书共有4部，分别是《五十二病方》、《养生方》、《杂疗方》和《胎产书》。其中《五十二病方》是最早记载用膏方治病的医书，全书现存方剂约283首，记载的用以涂敷或"布包摩疕"的"薰膏"、"肪膏"、"猪膏"、"豹膏"、"蛇膏"等，皆是用"膏"命名的药物，实为古代外用之软膏，所治病症以外伤为主，包括"诸伤"、"痈疽"、"牡痔"、"虫蚀"等，制作方法较简单，单纯用动物脂肪或以动物脂肪加热提取药物外敷。《养生方》和《杂疗方》两书中均记载了使用蜜或枣膏制丸的药方，所谓枣膏就是用煮烂的大枣捣烂制成的泥状物,在《养生方》中又称为"枣脂"。

我国最早的医学典籍,包括战国秦汉时期先后出现的《黄帝内经》、《神农本草经》、《难经》中都有关于膏药的制作和治疗应用的记载。《黄帝内经》内载述的13个方剂中,有两个关于膏方的记载,其中《灵枢·经筋》中对于"筋脉纵弛"的治疗载有"治之以马膏,膏其急者,以白酒和桂,以涂其缓者"。又如《灵枢·痈疽》载:"痈发于嗌中,名曰猛疽……其化为脓者,泻则合豕膏,冷食,三日而已。"秦伯未认为此"豕膏"为豕油、白蜜煎炼而成,与现代水煎浓缩制膏,有所不同。上书同篇中又有"发于腋下赤坚者,名曰米疽,治之以砭石,欲细而长,疏砭之,涂以豕膏,六日已,勿裹之"的记载,可见此膏亦可外用,成为后世以膏治病有内服、外用之肇端。

《神农本草经》中强调中药加工要根据药物性质选择合适的剂型,"药性有宜丸者,宜散者,宜水煎者,宜酒渍者,宜煎膏者,亦有一物兼宜者,亦有不可入汤酒者,并随药性,不得违越",其中就有"煎膏"的记载。书中还首次论述了阿胶(鹿皮胶)、白胶(鹿角胶)两种胶的制作方法,实为现代的膏药制作奠定了基础。

《武威汉代医简》的成书年代大约为东汉初期,于1972年在甘肃武威县东汉墓出土,该书是最早载有完整组方和用法,并以"膏药"命名膏方的医书,书中有相对完整的3个膏方,分别为千金膏药方、百病膏药方和妇人膏药方。其中的千金膏药方,不仅记载了膏药的组成("蜀椒四升、芎穷一升、白芷一升、附子卅果")、制法("凡四物皆□咀置铜器中用淳醯三升渍之,卒时取贲猪肪三斤,先煎之,先取鸡子中黄者置梧中挠之三百,取药成以五分匕一置鸡子中复挠之二百"),还具体记载了可治疗的病症及用法("涂其痈者,上空者遗之中央大如钱,药干复涂之"、"逆气吞之"、"喉痹吞之摩之"、"齿恿涂之"、"昏衄涂之"、"鼻中生恶伤涂之亦可吞之"等),明确指出该方除了"涂之"、"摩之"之外,还可"吞之",与丸药内服方法相似。总之,《武威汉代医简》所载膏方均有完整的组方配伍,多由4味或7味药物组成,既可以外敷,又可内服,用以治逆气、喉痹、齿恿、昏衄、疮疡等由"恶气"所致之病症。

最早的内服膏方当推东汉末年张仲景《金匮要略·腹满寒疝宿食病脉证治第十》中所载的大乌头煎("用大乌头五枚,水三升,取一升,去渣,纳蜜二升,煎令水气尽,强人服七合,弱人服五合")。这种水煎药物,去药渣,继续浓缩药液,最后入蜜,再煎煮蒸发水分的方法,在制剂工艺上已具有现代膏方加工工艺的雏形。《金匮要略·肺痿肺痈咳嗽上气病脉证治第七》中的皂荚丸后载有"饮以枣膏，安其正也"之说，提示用大枣制成枣膏内服，以免皂荚涤痰损伤病人正气。

迨至晋代，膏方的应用已由外敷为主逐渐发展为内服外治并用。葛洪的《肘后备急方·卷八·治百病备急丸散膏诸要方》收载了7首膏方，其中的裴氏五毒神膏、陈元膏及华佗虎骨膏，一般是用苦酒（即醋）与猪油作溶剂，药制成后，既可外用以摩患处，又可内服。值得注意的是，以上膏方药味组成多以附子、细辛、巴豆及乌头等峻猛攻邪之品为主，亦有雄黄、朱砂等矿物类药，可知此书所载膏方功效还是以祛邪为主，尚少补益调理之意。南北朝陈延之的《小品方》所载的单地黄煎（据《外台秘要》卷三十一记载）则是目前发现最早的滋补膏方，此方主补虚除热，散乳石、痈疽、疮疖等热，制法为单用生地黄一味取汁，于铜钵中重汤上煮，以蒸发水气，煎去半，再用新布滤去粗渣，又煎令如饧。

南北朝时期的龚庆宣所著《刘涓子鬼遗方》为我国现存最早的外科专著，全书所载中药膏剂79种，计油脂类软膏70种，非油脂类软膏6种，硬膏型的松香膏3种，外敷为主，亦有内服。所载软膏数量之多，为后世方书所罕见。其所用基质大致可分三类：一类为动物油脂，有猪脂、羊脂等；另一类为树脂成分（松脂）；还有一类为猪胆、鸡子白、苦酒、乳汁、白蜜等非油类基质。

南北朝时期的陶弘景在《本草经集注》中对膏方的制作方法进行了较为详尽的描述，同时提出了应该按照治病的需要来确定用药剂型的观点，指出"疾有宜服丸者，宜服散者，宜服汤者，宜服酒者，宜服膏煎者，亦兼服参用所病之源以为制耳"，并说明了汤、丸、散、膏、药酒的制作常规，如"凡合膏，初以苦酒渍取令淹浃，不用多汁，密覆勿泄……煮膏，当三上三下，以泄其焦势，令药味得出……其中有薤白者，以两头微焦黄为候。有白芷、附子者，亦令小黄色也。猪肪勿令经水，腊月弥佳。绞膏亦以新布绞之。若是可服之膏，膏滓亦堪酒煮稍饮之。可摩之膏，膏滓即宜以敷病上，此盖贫野人欲兼尽其力"。陶弘景关于膏药的制作工艺，如以醋或酒炮制药物及煎煮药的火候掌握、时间控制，加入散粉药入膏的时机等，时至现在，对当代的膏药制作工艺仍然有一定的参考价值。

第二节　膏方的发展

隋唐时期，凡内服之膏方多称之为"煎"，内服外用皆可之剂称之为

“膏”。如唐代孙思邈的《备急千金要方·卷第十八·大肠腑方》所载之苏子煎和王焘的《外台秘要·卷三十一》载“古今诸家煎方六首”所含的《广济方》之阿魏煎、鹿角胶煎、蒜煎及地黄煎，《小品方》之单地黄煎，《近效方》之地黄煎等，以上7首煎方均是具有补虚强壮之效的内服膏方。而“古今诸家膏方四首”中所含之膏方则是以治疗风湿痹痛为主，为外用兼可内服之膏方。

至唐代，膏方的制备工艺较前有所发展。唐初孙思邈的《备急千金要方·卷一·合和第七》即专论药物制作工艺，其所论部分膏方之制法已与现代膏方较为接近。如其中的金水膏，由生地黄、麦门冬、山药、天门冬、紫菀、玉竹、款冬花、白芍药、百合、茜草、知母、广陈皮、川贝母等药物组成，以“水煎浓汁，聚一处……出渣不用，以汁熬膏……然后用炼蜜四、五两收之，冷过一周时将贝母粉渐渐调入”为法制备，并“不时蒸晒毋使花”，服法为“用匙盛服，不拘时噙化”，主治肺胃阴虚、痰热不化之症。

宋代商业极为发达，官办和剂药局和民间药坊不断增多，推进了膏方的快速发展，特别是内服膏方有较大发展，用途日趋广泛。官方主持编撰的《太平惠民和剂局方》、《圣济总录》等大型方书中收载了不少膏方，内服之“煎”逐渐被“膏”之称谓所替代，但此时仍“煎”、“膏”并用，如《圣济总录》之酸枣仁煎方、栝楼根膏等。到了金元四大家时，李杲之清空膏，朱丹溪之润肺膏、参术膏等均以膏命名，此时“膏”的称谓已全面取代“煎”的记载。虽然宋朝时膏方的制备方法仍大体与《本草经集注》和《备急千金要方》类似，但亦逐渐完善，或煎清膏，或用蜂蜜收膏，动物脂肪已较少使用。《御药院方·卷六》所载之太和膏，制法中有“膏成滴水中凝结不散”的描述，已与现代膏方制作工艺较为接近。金元时代扩大了中医膏方的治疗范围，如危亦林《世医得效方》治消渴的地黄膏、治疗咳嗽喘满的蛤蚧膏等。值得注意的是，此时期编撰的《饮膳正要》一书收载的一些亦食亦药的膏方，如荔枝膏、羊蜜膏等，均极大拓展了膏方的应用范围。

由此可见，唐宋金元时期，膏方得到极大发展，特别是内服膏方得到长足进步。从制法来看，越来越多的膏方采用水煎取浓汁后加蜜等收膏的方法，个别方剂精细的制备工艺已达到较高水平。从服用方法来看，唐以前内服膏方以吞服为主，其剂量以“枣核大一枚”、“如弹丸一枚”、“丸如小豆二、三枚”等表述和展示；唐宋膏方逐渐以诸如“用匙盛服，不拘时噙化”、“酒和服”、“每服半匙，温水调下，空心食前服”等服法为主。就内服膏方的功效来看，唐代以前的膏方多以祛邪为主；唐后至宋金元时期内服膏方开始确立了以补益为主要治疗作用的特点，益寿延龄的膏方不断增多。

第三节 膏方的成熟

　　中医膏方发展至明清时期，已进入成熟阶段，内服膏方已逐渐成为主流。此时内服膏方多以"某某膏"的方式命名，"膏"已成为滋润补益类方剂的专用名称，"煎"则转为水煎剂的同名或类似词。膏方的制剂工艺成熟且固定，即用水多次煎煮，浓缩药液，最后加蜂蜜等收膏，明代缪希雍在《先醒斋医学广笔记》中谓"膏者，熬成稠膏也"。明代膏方进一步向补益方向发展，已成为临床治疗疾病的常用方法，广泛用于内科、外科、妇科及儿科疾病。如明代王肯堂《证治准绳》之通声膏，专治气阴耗伤之咳嗽气促、胸中满闷、语声不出之症。明代《景岳全书》之两仪膏，治疗气血两亏、嗜欲劳伤、胃败脾弱、下元不固诸证。《普济方》之宁志膏，治疗妇人经血过多、心神不宁。韩天爵著《韩氏医通》之霞天膏，主治沉疴痼疾，洪基（明代末年的食疗养生家）著《摄生总要》之著名膏方——龟鹿二仙膏，用于壮阳填精，抗衰防老，至今仍在临床广泛使用。膏方的组成药物也日趋增多，如明代孙一奎《赤水玄珠》卷十主治虚损劳怯的补真膏，此方组成药味众多，由黄精、山药、生地黄、熟地黄、天冬、麦冬、莲肉、巨胜子、柏子仁、松子仁、何首乌、人参、茯苓、菟丝子、杜仲、肉苁蓉、五味子、黄柏、白术、当归、甘草、陈皮、砂仁、知母、白芍、川芎、鹿茸、小茴、苍术共 29 味药组成，配伍全面，首开临床膏滋药集多种功效药物于一方以解决复杂病证之端。同时，膏方也已从药用延伸到膳食调养，如明代《御制饮膳调养指南》中载，用人参、生地、茯苓、蜂蜜制琼玉膏，用枸杞子制金髓煎，用天门冬制天门冬膏等，均规定以"慢火熬成膏"，对清代膏方的进一步发展有着深刻的影响。

　　迨至清代，膏方的发展更为繁荣，在兼顾治疗疾病的同时，膏方的补益作用愈受注意。此时良方迭现，官修医书及私家自撰方书均有膏方的记载。如官修的《古今图书集成·医部全录》载有琥珀茯苓膏等，《医宗金鉴》亦收载了多个名医膏方。《种福堂公选良方》是华岫云整理叶天士经验方的书籍，内载有秘传噎膈膏、治痹膏等验方。清代吴尚先所著之《理瀹骈文》中指出："膏方取法，不外于汤丸，凡汤丸之有效者皆可熬膏。不仅香苏、神术、黄连解毒、木香导滞、竹沥化痰，以及理中、建中、调中、平胃、六味、养心、归脾、补中益气等，为常用之方也。"

不仅如此，清朝膏方的运用，已从宫廷、官府传至民间的广泛应用。根据辨证处方的内服膏方，应该说到了清代才完善起来。清代著名医家叶天士《临证指南医案》中载有膏方医案。如卷一载录其治邪热伤阴，阴虚阳亢，虚风内动之案，取甘寒养阴法，方用生扁豆、麦冬、北沙参、天花粉、甘蔗浆、柿霜、白花百合，熬膏加饴糖，晚上滚水调服。卷三载录其治阳气浮越、阴气不藏之遗精案，取滑涩通用法，方用桑螵蛸、金樱子、覆盆子、芡实、远志、茯神、茯苓、龙骨、湖莲，煎膏，炼蜜收，饥时服。

晚清名医张聿青存世医著《张聿青医案》列膏方专集，载膏方医案共 27 例，用药品种有 133 种之多，其膏方处方由日常处方常用的药物（如益气温阳、滋阴养血、健脾助运、理气活血、化痰利湿、平肝息风等药）用水煎取浓汁，加入矫味药（糖类）及赋型药（血肉有情、富于蛋白胨类的胶类药）收膏，冲服。虽然多以补益之品为主组成，但张氏对膏方的临床处方仍强调辨证应用。

第四节　膏方的盛行与发展

清代及民国时期内服膏方已经发展到相当高的水平，有些药店开始生产与供应多种胶类药及成方膏滋药，但由于价格昂贵，膏方尚未走进寻常百姓家。中华人民共和国成立后，膏剂生产逐渐发展，膏剂产品逐渐增加。随着人民生活水平的不断提高，健康保健意识逐渐加强，一人一方、量身定做的个性化膏方由于外观黏稠、入口甘怡，兼具调养滋补和治病防病的综合作用，针对性强，以个体化保健为特色，越来越受到人们的关注和推崇。一些著名中医医院的专家开始在冬季为一些病人根据病情需要开膏滋药方，并由医院代为加工，便于患者服用。一些药房也请中医专家坐堂开膏方，加工膏滋药，或直接出售成方膏滋药，深受百姓欢迎。膏滋药的发展可谓盛况空前。

近现代以来，随着中医的振兴及中西医结合的快速发展，众多关于中医膏方的文章、专著得以发表和出版。秦伯未 1929 年出版了《膏方大全》（上海中医书局出版），并于 1938 年又出版了《谦斋膏方医案》（上海中医书局出版）。1962 年中国中医研究院中药研究所与沈阳药学院合编出版的《全国中药处方集》载膏方 58 首，其数量多于此前任何一部方书的膏方。1989 年由中国药材公司与国家医药管理局中成药情报中心合编的《全国中成药产品集》，所收膏方增至 152 首。膏方中既有传统膏方，如两仪膏、龟鹿二仙膏等，亦有从其他剂型的成方演绎过来的，如养阴清肺汤改为养阴清肺膏、水陆二仙丹改为金樱芡实膏等。此外，还有一些研制的新方，如《上海市药品标准》收录的双龙补膏、《全国医药产品大全》收录的肝肾膏等。

对于清代宫廷膏方整理研究，近三十年来也出版了许多专著，如 2009 年出版的《清宫医案集成》（上下册，科学出版社出版）和 2013 年出版的《清宫配方集成》（北京大学医学出版社出版）中，均收载了大量清代宫廷内服、外用膏方，为深入研究清代宫廷膏方的使用特色及后续推广应用提供了极为珍贵的素材，其中《清宫医案集成》一书还获得了国家新闻出版总署 2011 年 "中国出版政府奖"。此外，近年来还公开出版了许多中医膏方学专著，如《中医膏方学》（2011 年山西科技出版社出版）分为基础篇与应用篇，较为系统的介绍了中医膏方的基础知识和临床应用经验，同时收载了大量名医膏方医案，具有较大的参考价值。《中医膏方学辞典》（2014 年山西科学技术出版社出版）从多部中医古籍中选取了三千余例膏方并按内外妇儿等分类，方便临床查阅。《江南中医妇科流派膏方精选》（2014 年中国中医药出版社出版）按经、带、胎、产、杂分类汇集了江南妇科流派各代表性传承人的膏方医案，是比较全面的妇科膏方专著。除此之外，发表的有关膏方的文章、学位论文、会议论文及报纸文章等也不在少数。

2014 年 9 月，全国中医药行业高等教育 "十二五" 创新教材中首次出版了《中医膏方学》，首次将中医膏方列为中医药学科的一个重要分支，该版教材对中医膏方的概念、历史沿革、适宜人群（及不适宜人群）、制备与加工规范、用法、保存、不良反应及处理等做了较为全面的论述，同时对常见疾病的中医膏方辨证调治进行了全面的阐述，具有较强的实用性。世界中医药学会联合会及中华中医药学会也相继筹备成立膏方分会，对扩大膏方的学术影响及临床应用将会起到重要作用。

第五节　清代宫廷膏方特点与展望

膏方在清代宫廷中应用面广、数量较多，《清太医院配方》、《慈禧光绪医方选议》等书中对于膏方的记载都很多。特别是从《慈禧光绪医方选议》一书中可窥见一斑，此书中有用于保健抗衰老的菊花延龄膏、用于补益的扶元和中膏和扶元益阴膏、用于调治脏腑的润肺和肝膏、理脾调中的化湿膏以及用于治眼病的明目延龄膏等，极具特色，有些膏方沿用至今。

通过对《慈禧光绪医方选议》一书中内服膏方的分析，可以得出清宫使用内服膏方有三大特点。首先是清宫膏方组成较简单，药量不重，如菊花延龄膏、五味子膏、梨膏均只有一味药，而明目延龄膏、二冬膏只有两三味药而已，一般的膏方也只有十来味药。其次是膏方不局限于冬季才使用，只要于病有利，一年四季皆可服用。如调气化饮膏在此书中用于四月份，扶元益阴膏用于七月份，润肺和肝膏则用于九月份，等等。再次是膏方数量众多，所治疾病极为广泛。如用于延寿的菊花延龄膏，用于补益的扶元和中膏，用于治眼病的明目延龄膏，用于止咳化痰理肺的二冬膏，用于治脾胃病的资生健脾膏，用于治疗肝病的清热养肝和络膏等等，不一而足。

值得注意的是，清宫中使用的补益膏方中，外用膏方与内服膏方基本上一样多。如出自唐代孙思邈《千金方》的外用膏方有千金封脐膏、毓麟固本膏，出自明代龚廷贤方的有延年涌泉膏、益寿比天膏，出自明代王肯堂《证治准绳》的有十香暖脐膏、参桂鹿茸膏。能明确出自清代内府的外用膏方是益寿膏，为光绪七年五月二十四日李鸿藻为慈禧所拟膏药方，李为同治帝师傅，深得慈禧信任，大概慈禧用后确觉得有效，光绪十一年三月二十二日特将此膏方改名"益寿膏"。益寿膏药味多达五十种，以温阳补肾药居多，外用"贴腰间"与"贴脐穴"，可治腰痛、腹痛与经带病。另《清太医院配方》中还特意注明毓麟固本膏为异授秘传，有种子之功，为光绪帝所用，光绪帝有遗精痼疾，亟盼子嗣承祧。清宫外用补益膏方多用香油熬膏，常入黄丹，再入雄黄、丁香、沉香、木香、乳香、没药、麝香、阳起石等。此类膏方外用多可通血脉，利关节，使气血流畅，精髓充满，有强阳种子之效，其药味组成往往偏多，基本都含温阳补肾之品，有许多药物含重金属量不少，是不宜内服的。

已故著名中医学家秦伯未曾定义"膏方"为"盖煎熬药汁成脂液而所以营养五脏六腑之枯燥虚弱者也，故俗亦称膏滋药"。膏方还包含有"救偏却病"之功能，有平补、温补、清补、涩补等治法之不同，有生津、益气、固精、养血等功效之不同。《内经》曾指出："形不足者，温之以气，精不足者，补之以味。"膏方应对形气精神不足者均较为适宜。

现代医学与传统医学的不断互参、互补或融合，对膏方的发展产生了重大的影响。主要体现在结合现代医学的诊断与有关中药药理的认识以制订膏方，如有治疗高血压的降压膏、治疗支气管扩张的支扩膏、治疗慢性肝炎的益肝膏等。综合古今文献，现代膏方的应用与研究范围已很广泛，包括支气管哮喘、慢性气管炎、反复呼吸道感染、慢性阻塞性肺病、肿瘤的康复、慢性再生障碍性贫血、慢性心力衰竭、高血压病、糖尿病、抑郁症、男性不育症、月经失调、失眠及衰老与亚健康状态、各类慢性病康复等。深入对中医膏方的配伍特点、应用特色进行研究，对确有疗效的"古方"进行现代开发，明确其适应证、适应人群及可能的不良反应，同时对其现代制作工艺进行不断完善，对规范中医膏方的临床应用具有重要意义。

第二章 治肺病膏方

百 花 膏

【组成】 天冬_{二两} 紫菀_{二两} 元参_{二两} 麦冬_{二两} 浙贝_{二两} 百部_{二两} 山药_{二两} 茯苓_{二两} 丹皮_{二两} 橘红_{二两} 黄芩_{二两} 桑皮_{二两} 桔梗_{二两} 知母_{二两} 甘草_{二两}

【制法】 共研细末，炼蜜和丸。

【主治】 忧思气怒，饥饱劳伤，言谈太过，酒色失度，损伤脾肺，以致气血不和，阴虚火动，午后潮热，手足五心发热，遍身无力，精神疲倦，口干声哑，上焦郁热，咳嗽喘急，五色稠痰，肺痿、肺痈，吐血、衄血，痰中见血，并皆治之。

【评议】 本方主治忧思气怒及多种血证，当忌食烧酒、动火之物，戒房欲、劳、气恼。

补 真 膏

【组成】 人参_{四两} 山药_{一斤,蒸熟} 芡实米_{一斤,蒸熟} 红枣肉_{一斤,蒸熟} 莲肉_{一斤,去心} 杏仁_{一斤,蒸熟} 核桃肉_{一斤} 真沉香_{三钱,另研}

【制法】 共捣烂加炼蜜三斤，酥油一斤，合如膏，忌铁器。

【主治】 专治咳嗽痰喘，肺胃损伤。

【评议】 每早晚白滚水调服数匙，能大补真元。

二 冬 膏

【组成】 天冬_{八两} 麦冬_{八两}

【制法】　水熬去渣，加川贝面二两，炼蜜收膏。鸭梨去核二十个，取汁，兑炼蜜收膏。

【功用】　消痰润肺。

【主治】　肺胃燥热，痰涩咳嗽。

【评议】　二冬膏治肺胃燥热，痰涩咳嗽，方出《张氏医通》，所谓冬主闭藏，门主开转，二冬所以消痰润肺，久服也有补益功用。今人尚有贝母二冬膏，为加贝母、冰糖而成。梨膏，或称雪梨膏，可清肺热，润肺燥，主治干咳久咳，咳嗽燥呛，咽喉干燥，失音气促，痰中带血，并能生津降火。或加萝卜汁，或加鲜藕汁，或加鲜茅根、鲜生地、柿霜，或加鲜麦冬汁，均为加强其润肺降火而施。

方二

【组成】　天冬 一斤　麦冬 一斤

【制法】　加水熬成膏，加川贝面四两，蜜收成膏。

【功用】　清心润肺，止嗽化痰，滋阴降火，解渴除烦，消离火，滋坎水，除五蕴之火，失血痨伤，元阴亏损等。久服水升火降，阴与阳齐。

【评议】　此膏用天门冬能清金降火，益水之源，能通肾与膀胱，又能治痰之本，更以麦门冬气薄主升，味厚为阴，有清心润肺之功，堪与天冬相并。每日早晨，用四五茶匙滚白汤冲化服之。本方为清心润肺至为简洁的好方剂。

方三

【组成】　天冬 三两　麦冬 三两　生地 三两　川贝母 一两

【制法】　水熬，兑炼蜜成膏，每早晚用二茶匙滚水冲服。

加味二冬膏

【组成】　天冬 二两　麦冬 二两，去心　生地 二两　石斛 二两，研　谷芽 一两，炒香，研
缩砂 五钱，炒研细末

【制法】　先将石斛、谷芽煎稠汤，去渣后，入天冬、麦冬、生地，熬成稠汁，量加蜂蜜三两，再入缩砂细面，搅匀成膏。

和肝化痰膏

【组成】 全当归八钱 生杭芍六钱 中生地八钱 旋覆花六钱,包煎 法半夏六钱 建泽泻六钱 炙香附六钱 化橘红六钱 云茯神一两 柏子仁四钱 焦枣仁五钱 生粉草三钱

【制法】 共以水煎透,去渣再熬浓汁,兑蜜六两收膏。每服一匙,白开水冲服。

【功用】 和肺化痰。

【主治】 肺气欠和,湿痰未净。

【评议】 主治可见同日脉案"七月二十八日,臣张仲元请得瑾贵妃脉息左关弦而近数,右寸关沉滑。表感已好。惟肺气欠和,湿痰未净。以致鼻塞声重,有时咳嗽,头晕心悸,身肢稍倦。谨拟和肺化痰之法调理。"为外感后,调理肺气、安神除烦之方。

和肝清热化痰膏

【组成】 炙香附一两 青皮六钱 瓜蒌一两 枳壳八钱 生杭芍一两五钱 归身一两 胆草六钱 炒栀八钱 大生地一两 黄连六钱 川柏六钱 酒芩八钱 一捻金六钱,煎 橘红一两 半夏一两 浙贝一两

【制法】 共以水煎透去渣,再熬浓汁,兑蜂蜜十两收膏,每晚服一匙,开水冲下。

【功用】 调中清热化痰。

【评议】 主治可与上份脉案互参,"正月初八日,佟文斌、赵文魁请得端康皇贵妃(瑾妃)脉息左关渐缓,右部略滑。风凉已解,惟胃热痰滞欠清。今议用调中清热化痰之法调理。"本方重在病后清热化痰,与前方有别。

梨 膏

方一

【组成】 秋梨二十个 红枣二斤 鲜藕三斤 生姜六两

【制法】 各取汁熬膏，加冰糖八两，蜜收之。

【功用】 清肺降火，止嗽化痰，润燥生津，除烦解渴，宽胸快膈，解散酒毒，蠲化痰涎。

【主治】 口燥咽干。

方二

又名法制梨膏。

【组成】 秋梨五十个,取汁 白藕一斤,取汁 大萝卜五个,取汁 生姜一斤 红枣一斤 薄荷二两

【制法】 水熬姜枣薄荷，去渣，熬稠兑汁，以白蜜收之。

【功用】 宁嗽化痰，宽中理气，解烦止渴，消心内虚胀，生津滋液。

【主治】 肺气喘急。

【评议】 时珍曰：木实为果，草实为蓏，是为济时备药之品。故其温平味甘，阴中之阳也。可升可降，有补有泻，为肺经之药。其功其力甚好，有笔难尽述之感。每服不拘多少，常服为妙。

方三

【组成】 嫩藕一斤八两,取汁用 秋梨二十个,去皮核,取汁 红枣肉八两,煮,取汁 冰糖二斤 盆糖二斤 麦冬二两,煎汁 川贝母二两,煎汁 薄荷二两,煎汁 白蜜一两五钱

【制法】 上将冰糖、盆糖、白蜜五斤八两化开，滤去渣，熬成膏饼每用五六茶匙，早晚滚白水冲服。

【功用】 清金降火，止嗽化痰，解渴除烦，添津润燥。

【主治】 阴虚火旺，口燥咽干，咳久嗽血，吐血咯血，痰中带血，肺经虚损。

加竹沥梨膏

【组成】 黄梨一百个 鲜竹叶一百片 鲜芦根三十支 老树橘红二十片 荸荠五十个

【制法】 取各物浓汁。

【功用】 养阴生津，润肺止嗽，清热化痰。

【主治】 阴虚劳嗽。

【评议】 本方除用黄梨、荸荠养阴生津、润肺止嗽外，加入竹叶、芦根、

橘红以清热化痰，作膏调服，对阴虚劳嗽者，颇合适。又，竹沥一味，原方阙如。恐为遗漏。

宁嗽太平膏

【组成】　天冬_{一两}　麦冬_{一两}　百合_{一两}　款冬花_{三钱}　生地_{五钱}　元参_{四钱}　桔梗_{四钱}　金石斛_{一两}　知母_{四钱}　川贝母_{一两}　枇杷叶_{五钱}

【制法】　共合一处，用水熬汁，兑蜜成膏。每次三钱，白滚水冲服。

【主治】　肝虚有热，熏蒸肺气。

【评议】　原系肝热乘肺，干嗽无痰之证。服药以来，胸满胁痛已减。惟咳嗽时缓、时多。此乃肝虚有热，熏蒸肺气所致。宜用宁嗽太平膏，以滋肝养肺常服调理。

清　金　膏

【组成】　天冬_{一斤}　云苓_{一斤}　川贝_{一斤}　麦冬_{一斤}

【制法】　共以水煎透，去渣，兑蜜收膏。每日服数匙。

【功用】　润肺清火。

【主治】　劳病吐血。

【评议】　本方以麦冬、天冬配伍蜂蜜养阴生津、清热润肺，其中麦冬兼可清心，天冬亦能滋肾；加川贝母润肺化痰、清热散结，茯苓健脾利水，既能防止前药滋润生痰，又可培土生金。本方颇具特色，治疗劳病吐血，而无一味止血药，正所谓见血不治血，符合《素问》"治病必求于本"之旨，肺阴已补，虚热得清，五脏皆平，则出血自止。

清金宁嗽膏

【组成】　生地黄_{十两,酒炒}　麦冬_{十两,去心}　橘红_{三两}　桔梗_{二两}　龙眼肉_{八两}　生甘草_{二两}

【制法】　将此六味熬成膏，加薏米面八两、炒川贝母面二两、薄荷面一两，入前膏内，每服一匙，或为丸亦可。

【主治】　劳嗽吐血。

橘红以清热化痰，作膏调服，对阴虚劳嗽者，颇合适。又，竹沥一味，原方阙如。恐为遗漏。

宁嗽太平膏

【组成】　天冬（一两）　麦冬（一两）　百合（一两）　款冬花（三钱）　生地（五钱）　元参（四钱）　桔梗（四钱）　金石斛（一两）　知母（四钱）　川贝母（一两）　枇杷叶（五钱）

【制法】　共合一处，用水熬汁，兑蜜成膏。每次三钱，白滚水冲服。

【主治】　肝虚有热，熏蒸肺气。

【评议】　原系肝热乘肺，干嗽无痰之证。服药以来，胸满胁痛已减。惟咳嗽时缓、时多。此乃肝虚有热，熏蒸肺气所致。宜用宁嗽太平膏，以滋肝养肺常服调理。

清　金　膏

【组成】　天冬（一斤）　云苓（一斤）　川贝（一斤）　麦冬（一斤）

【制法】　共以水煎透，去渣，兑蜜收膏。每日服数匙。

【功用】　润肺清火。

【主治】　劳病吐血。

【评议】　本方以麦冬、天冬配伍蜂蜜养阴生津、清热润肺，其中麦冬兼可清心，天冬亦能滋肾；加川贝母润肺化痰、清热散结，茯苓健脾利水，既能防止前药滋润生痰，又可培土生金。本方颇具特色，治疗劳病吐血，而无一味止血药，正所谓见血不治血，符合《素问》"治病必求于本"之旨，肺阴已补，虚热得清，五脏皆平，则出血自止。

清金宁嗽膏

【组成】　生地黄（十两,酒炒）　麦冬（十两,去心）　橘红（三两）　桔梗（二两）　龙眼肉（八两）　生甘草（二两）

【制法】　将此六味熬成膏，加薏米面八两、炒川贝母面二两、薄荷面一两，入前膏内，每服一匙，或为丸亦可。

【主治】　劳嗽吐血。

【评议】　劳嗽吐血，其病机为肺阴亏虚，虚火灼伤肺络而出血，出血则肺阴更伤，日久可五脏皆损。生地、麦冬清热养阴、凉血生津，在方中各用十两，为全方中用量最大；配伍龙眼肉甘温养血益心，薏米淡渗健脾利湿，橘红理气调中化痰；桔梗为舟楫之药，引药入肺，宣降肺气而止咳；佐以川贝润肺止咳，薄荷辛凉清肺疏肝。本方特点是凉药为主配伍温药，养阴为主兼以化痰，清肺为主兼顾五脏。

清嗽止渴抑火化饮膏

【组成】　苏梗子_{三钱}　前胡_{三钱}　橘红_{二钱}　天花粉_{三钱}　霜桑叶_{三钱}　甘菊_{三钱}　麦冬_{三钱}　赤茯苓_{三钱}　谷芽_{三钱,炒}　神曲_{三钱,炒}　竹茹_{二钱}　生甘草_{一钱}

【制法】　共以水煎透，去渣，再熬浓汁，兑炼蜜为膏。每服二匙，白开水送服。

【评议】　本方以苏梗、前胡宣肺止嗽，花粉、麦冬止渴生津养阴，桑叶、菊花祛风清热，二陈汤化饮祛湿，去其半夏以防辛燥，加竹茹可以祛痰止呕，谷芽、神曲二味功专健脾而助除湿之力。用药宣补并重，正邪兼顾，似为可久服之方。

清音百花膏

【组成】　百合_{一两}　冬花_{一两}　一方加茯苓、桔梗、薄荷，俱等份。

【制法】　蜜丸重二钱五分，熬膏亦可。

【功用】　咳嗽，痰中带血，声音不亮，喉咙作痛。

【主治】　润肺清音，宁嗽化痰，止血定喘，解渴生津，滋阴降火。

【评议】　患咳嗽者，如痰中带血，声音不亮，喉咙作痛，多为脾肾受伤，以致阴虚火动，冲于上焦，故有此证。此膏润肺清音，宁嗽化痰，止血定喘，解渴生津，滋阴降火。每服一丸，细嚼，姜汤送下。次噙化一丸，尤效。

润肺和肝膏

【组成】　党参_{五钱}　生薏苡仁_{一两}　麦冬_{八钱}　老树橘红_{四钱}　桑叶_{八钱}　炙枇杷叶_{八钱,包煎}　杭芍_{六钱,生}　金石斛_{八钱}　甘草_{三钱}　枳壳_{四钱,炒}

【制法】　共以水煎透，去渣再熬浓汁，少兑蜜炼为膏，每服三钱，白开水送下。

【主治】　肝肺气道欠调，时作咳嗽。

【评议】　查光绪二十八年九月十一日慈禧太后脉案载："肝肺气道欠调，时作咳嗽"，此方当续此案而用，不用沙参而用党参，可能考虑与肺气虚有关。

润燥清热化痰膏

【组成】　大生地₋两　归身₋两　炒杏仁₋两　一捻金八钱,煎　生白芍₋两五钱　芦荟₋两五钱　溏瓜蒌二两,捣成泥　生栀仁六钱　法半夏₋两　橘红₋两　炙香附₋两　炒青皮六钱

【制法】　共以水熬透去渣，再熬浓汁，兑蜂蜜五两、梨膏六两收膏，每服一匙，开水送下。

【功用】　润燥清热化痰。

【评议】　生地、当归、白芍养阴生血，配伍蜂蜜、梨膏养阴润肺；瓜蒌、杏仁润肺止咳化痰，兼有通便之功；一捻金、芦荟清热通腑泄浊，肺和大肠相表里，肠腑得通则肺气得降；半夏、橘红降胃理气化痰，以防本方滋腻碍胃生痰；佐以香附、青皮疏肝理气，肝主疏泄，肝气调达则肺气得通；稍佐栀子清宣郁热。全方具有养阴清热、润肺止咳、疏肝和胃之功。

清热和肝化痰膏

【组成】　大生地₋两　麦冬₋两　鲜石斛₋两,研　花粉₋两　生白芍₋两　当归₋两　溏瓜蒌二两,捣　芦荟八钱　炙香附₋两　橘红八钱　法半夏八钱　杏仁₋两　白菊花₋两　鲜青果十枚,研

【制法】　共以水熬透去渣，再熬浓汁，兑梨膏十二两收膏，每服一匙，开水送下。

【功用】　清热和肝化痰。

【主治】　痰热咳嗽。

【评议】　本案痰热咳嗽，除用清热化痰药外，屡进芦荟以治，且用量亦重。盖芦荟为峻泻剂，功能清热、通便、杀虫，用之可以破化老痰。《本草切要》有用之治五种鼓胀的记载，此处频进，案中又有"清肝豁胸化痰"等语，

是又可治瑾妃腹胀痼疾之意。

开解六郁膏

【组成】　香附_一两_　川郁金_一两_　小枳实_八钱_　青皮_八钱_　山田_五钱_　片姜黄_六钱_
广木香_六钱_　橘红_六钱_　红花_五钱_　全当归_一两_　苏梗子_一两_　沉香_五钱_　麝香_二钱_　莱菔
子_六钱_　白芥子_六钱_　茅苍术_五钱_

【制法】　用麻油将药炸枯，去渣，兑丹为膏。摊贴肺俞穴、上脘穴。

【功用】　降气平喘，开解六郁。

【主治】　胸中痞闷，咳喘不适。

【评议】　越鞠丸解五郁，加玄胡理气活血为六郁丸，供内服。此方解六
郁，外用，摊贴肺俞、上脘穴，理气活血药居多。加三子养亲者，侧重治肺气
不畅。

两方合用，甚有创见。

归元琼玉膏

【组成】　生地_八两_　茯苓_四两_　人参_二两_

【制法】　将生地煎汁，再用参苓合蜜收膏。

【主治】　劳瘵之证久不愈者。

【评议】　元气衰惫，脾胃虚怯，土弱不能生金，以致咳嗽不已，久则损
肺，痰喘不息，肌肤消瘦，形容枯槁，四肢倦怠，饮食不进，肠鸣溏泻，午前
作冷，午后发烧，虚证种种，宜服此膏。生血补元，暖胃和脾，使阳气渐生，
则阴血自倍，诚治诸虚之妙药。每服一丸。

解郁舒肺和脉膏

【组成】　生香附_六钱_　僵蚕_五钱_　石菖蒲_五钱_　苏梗_四钱_　白芥子_四钱_　橘络_四钱_
全当归_一两_　青皮_五钱_　赤芍药_五钱_　丹参_六钱_　片姜黄_五钱_　桑枝_一两_　透骨草_八钱_　鸡
血藤膏_八钱_

【制法】　用香油三斤，将药炸枯，滤渣，兑丹熬至老嫩合宜，摊贴肺俞
穴处。

【功用】 调中清热，化痰通络。

【评议】 本方侧重化痰通络，但仍寓解郁之意。值得注意的是这种按穴位贴药的治法，符合中医传统理念，至今临床仍沿用有效，应予进一步研究。

枇 杷 膏

【组成】 枇杷叶五十六片,新鲜者更佳,洗净毛　秋梨二简,深脐者,去皮心,切片用　白蜜半盅,大便干燥者多加,大便溏泻者以白糖代之　大枣半斤　建莲肉四两,不去皮

【制法】 先将枇杷叶放锅内用河水煎汁。去叶，再将群味合入，以莲肉融烂为止，收磁罐内。随意食之。痰多者加川贝一两，研；若吐血，加藕节二十一个，捣汁同煎收膏。

【主治】 劳伤，虚损吐血，咳嗽发烧，身体瘦弱，四肢酸软，精神疲倦，腰背疼痛，饮食不进，及一切留饮停痰，肺气不足等证。

【评议】 凡虚病多服汤剂，则脾胃受伤，饮食减少，病反加重，宜此膏常服之。

加味枇杷膏方

【组成】 枇杷叶五六十片,干鲜具可,如不咳嗽不用　大梨二个,深脐者,去皮心,切碎　蜜半杯,先熬滴水成珠,如大便溏泻不用　大枣八两,或黑圆枣,或徽枣均可　建莲肉四两,不去皮

【制法】 先将枇杷叶放锅内，用河水多煎几滚，取汤用绢淋清汁。其煎过之枇杷叶弃之不用。后将梨、枣、莲肉、蜜同放锅内、铺平，然后将枇杷叶煎的清汁淹满略高些，盖好，煮半枝线香翻转，再煮半枝线香，用磁罐收好，随意温食。其大枣煮熟时，乘熟去皮。

【主治】 气血两虚，身体羸瘦，四肢酸软，精神倦怠，腰疼脊痛，饮食减少，一切不足弱症并皆治之。

【评议】 本方组成与目前市面所售之枇杷膏多不相同，个别地区（如沈阳）所制者虽与本方药味相同，但制法则较本方为简，此或因本药方专为光绪帝服用之故。光绪帝二十五岁左右便常感"肢体倦怠，坐立稍久则腰膝酸痛"。且"咽痛干咳"等症状叠相出现。枇杷膏具润肺健脾之功效，光绪帝应用此方，似较适宜。

小儿羌活膏

【组成】 川羌_{二两八钱} 独活_{二两八钱} 前胡_{二两八钱} 川芎_{二两八钱} 天麻_{二两} 枳壳_{二两} 柴胡_{二两} 桔梗_{二两} 薄荷_{一两五钱} 枳实_{一两五钱} 党参_{八钱} 甘草_{八钱}

【制法】 共研细末，炼蜜和丸，朱砂为衣。如熬膏水煎，炼蜜收之。

【主治】 小儿四时感冒，瘟疫伤寒，头疼身热，咳嗽痰喘，鼻塞声重，惊风搐搦，一切伤风伤寒，或痘或疹。

【评议】 初起之时，每用一丸，四五岁可服两丸，解表微汗为度。伤寒无汗，用姜汤化服；伤食感冒，用山楂汤化服；惊风壮热，用薄荷汤化服；痘疹初起，用芫荽汤化服。服药后，忌饮食一、二日，谨避风寒；乳孩当减用。

第三章 治心系病膏方

潜阳益阴育神膏

【组成】 中生地$_{六钱}$ 朱茯神$_{六钱}$ 朱麦冬$_{四钱}$ 藿石斛$_{四钱}$ 西洋参$_{三钱}$ 生杭芍$_{五钱}$ 淡苁蓉$_{四钱}$ 青竹茹$_{三钱}$ 淡竹叶$_{三钱}$ 老树橘红$_{三钱}$ 肥知母$_{三钱}$ 生粉草$_{二钱}$

【制法】 共以水煎透，去渣，再熬浓汁，兑蜜五两收膏，每晚服一匙，白开水冲服。

【功用】 潜阳益阴育神。

【主治】 心气素弱，肝阴欠虚，热易上浮。

【评议】 老子有"万物负阴而抱阳，冲气以为和"之论，故阴虚则无以制阳，虚阳上浮，而生诸病，本方以生地、麦冬、西洋参、白芍、石斛养阴益气、养心益肝，正所谓"壮水之主，以制阳光"；知母伍竹叶清热除烦，竹茹配橘红清热化痰，茯神宁心安神。在本方大队养阴药物中加苁蓉尤妙，此药甘、咸、温，具有补肾助阳之效，《本草汇言》谓可"养命门，滋肾气……温而不热，补而不峻，暖而不燥，滑而不泄"，可谓得阴阳相济之论。

养阴清热育神膏

【组成】 中生地$_{六钱}$ 生杭芍$_{六钱}$ 肉苁蓉$_{四钱}$ 朱茯神$_{八钱}$ 朱麦冬$_{五钱}$ 青竹茹$_{四钱}$ 木通$_{三钱}$ 炒栀仁$_{三钱}$ 金石斛$_{四钱}$ 老树橘红$_{三钱}$ 羚羊$_{二钱}$ 生粉草$_{二钱}$ 鲜青果$_{十个,研}$ 菊花$_{四钱}$

【制法】 共以水煎透，去渣，再熬浓汁，兑蜜五两收膏，每服一匙，白开水冲服。

【功用】 养阴清热育神。

【主治】 心虚肝旺。

【评议】 本方以生地、白芍、麦冬、石斛等养阴清热、生津止渴；栀子、羚羊角、菊花、竹茹、青果、木通等清肝泻热，佐以茯神宁心安神，与前方比较，具有较强清肝泻热之力。适用于心虚肝旺、虚热上扰、心神不宁之证。

育神养阴安眠膏

【组成】 西洋参三钱 朱茯神八钱 焦枣仁四钱,研 竹茹四钱 中生地六钱 生杭芍五钱 朱麦冬六钱 羚羊二钱 远志肉一钱 五味子二钱 淡苁蓉五钱 甘草二钱 老树橘红三钱 鲜青果十二个,研

【制法】 共以水煎透，去渣，再熬浓汁，兑炼蜜五两收膏，每服一匙，白开水冲服。

【功用】 育神养阴安眠。

【主治】 神虚肝旺，阴热上浮。

【评议】 西洋参、麦冬、五味子为生脉饮之意，配伍生地、白芍增加养阴柔肝之力，以酸枣仁、茯神、远志等安神助眠，与养阴清热育神膏相比，安神之力更胜，失眠是其主要适应证，故本方名将"育神"置于方首，并加"安眠"二字。

育神养阴膏

【组成】 中生地六钱 生杭芍五钱 朱麦冬五钱 焦枣仁四钱 西洋参三钱 朱茯神六钱 藿石斛四钱 柏子仁四钱 老树橘红四钱 淡苁蓉五钱 淡竹叶三钱 生粉草二钱

【制法】 共以水煎透，去渣，再熬浓汁，兑蜜五两收膏，每晚服一匙，白开水冲服。

【功用】 育神养阴。

【主治】 心气素弱，肝热上浮，夜寐欠实。

【评议】 本方为育神养阴安眠膏去羚羊角、竹茹、远志、五味子、青果，减少清肝泻热之力，加柏子仁、竹叶、石斛而成，以养心安神，清心除烦，益气养阴，柔肝养心，安神助眠。

养阴润燥膏

【组成】　火麻仁_二两　杏仁_五钱,研　郁李仁_一两,研　柏子仁_八钱　元明粉_三钱　枳实_二钱

【制法】　共以水熬透去渣，再熬浓汁，兑蜜八两收膏，每服一茶匙，白开水冲服。

【功用】　润肠通便。

【主治】　肠燥便秘。

【评议】　本方类似治疗脾约证的麻子仁丸。其以火麻仁、郁李仁、柏子仁、杏仁配伍蜂蜜润肠通便，柏子仁兼能养心安神，杏仁降肺理气。肺和大肠相表里，肺气得通，大便则畅。再加芒硝、枳实以泻下通便。全方具有润肠通便、降气泄浊之功。

养阴荣肤膏

【组成】　生地_三钱　杭芍_三钱　天冬_二钱　朱麦冬_三钱　紫苑_一钱五分　百合_三钱,炒　陈皮_八分　北沙参_三钱　茯神_三钱,朱拌　枣仁_三钱　焦壳砂_一钱　金毛狗脊_三钱,去毛

【制法】　共以水煎透去渣，兑炼蜜四两收膏，每用一茶匙，白开水送服。

【主治】　肝经血液不足，以致夜寐欠实。

【评议】　此为隆裕皇太后脉案所见，载"脉息左关弦象渐减，右寸沉滑。起居如常，饮食较可。脉胀腰痛、自汗潮热均好。惟肝经血液不足，以致夜寐欠实，形体未充。谨拟养阴荣肤膏调理。"

第四章　治脾胃病膏方

调气化饮膏

【组成】　沙参_{二两}　白术_{一两五钱,炒}　茯苓_{二两}　槟榔_{二两}　三棱_{二两}　木香_{一两}
广砂仁_{一两}　苍术_{一两五钱,炒}　厚朴_{一两五钱,制}　陈皮_{一两五钱}　鸡金_{一两五钱,焙}　枳实_{一两五钱,炒}
生甘草_{八钱}

【制法】　共以水熬透，去渣再熬浓，兑炼蜜为膏，每服四五钱，白水冲服，磁器盛之。

【功用】　调气化饮。

【评议】　本方为香砂六君子汤与平胃散合方加减，加用枳实、鸡金、三棱，有补有消，为颇具特色之经验方。

调　胃　膏

【组成】　雪梨_{半斤}　细生地_{二两}　杏脯_{四两}　生姜_{二钱}　苏子_{二钱}

【制法】　共捣取汁，熬浓煎熟，加白蜜四两再熬成膏。每次用二三钱，每早另服燕窝三钱咸食。

【主治】　五脏不和。

【评议】　此方见十月初五日施焕、张彭年诊病方，脉案载："请得皇上（光绪皇帝）脉沉细无力，两尺尤甚，左关弦，右关不调。腰胯酸痛日昨有轻有重，今晨比昨略甚，偏左较剧。大便虽见不畅，并不燥结。小便数而不多，均属肾气不足。津液少升则口渴，虚阳上浮则耳响，坎离不交则夜寐不实，阳虚则麻冷，气上则干咳而动作似喘。先天既亏，纯赖后天为培养，五脏不和，当先调胃，谨拟方法上呈。"

调中畅脾膏

【组成】 连翘_{三钱} 银花_{五钱} 茯苓_{六钱} 于术_{五钱} 广皮_{四钱} 厚朴_{四钱} 东楂_{六钱} 鸡内金_{六钱} 木香_{二钱} 法夏_{四钱} 槟榔_{三钱} 神曲_{五钱} 麦芽_{五钱} 黑丑_{三钱} 白蔻_{二钱} 瓜蒌_{二钱} 甘草_{三钱} 甘菊_{三钱} 青皮_{五钱} 莱菔子_{四钱}

【制法】 用香油三斤，将药炸枯，滤去渣，入黄丹二斤，老嫩合宜收膏。

【功用】 调中健胃畅脾，化积理气行水。

【主治】 饮食少思，嘈杂呕逆，肚腹胀满，气逆不舒。

调中清热化湿膏

【组成】 云茯苓_{八钱,研} 广皮_{三钱} 焦茅术_{三钱} 藿梗_{三钱} 紫厚朴_{二钱,炙} 腹皮_{三钱} 酒连炭_{二钱,研} 黄芩_{三钱,酒炒} 白蔻仁_{三钱,研} 香附_{四钱,炙} 生杭芍_{六钱} 泽泻_{四钱}

【制法】 共以水煎透，去渣，再熬，浓汁少兑炼蜜为膏，每服一匙，白开水冲服。

【功用】 调中，清热，化湿。

【主治】 湿滞脾胃兼有里热。

【评议】 本方可视为藿香正气散去解表之药，加清热除湿之品。其中苍术、厚朴、陈皮为平胃散之主要药物，辛苦温燥，具有理气燥湿和中之效；藿梗、白豆蔻芳香理气，化湿和中；茯苓、泽泻、大腹皮健脾渗湿利水；黄连、黄芩清热燥湿；白芍、蜂蜜佐制前药，防止耗伤阴血；香附疏肝理气，气行则水行。据记载太医曾以本方为慈禧太后治病。平素喜食肥甘，湿热久蕴者，当可常服此类药物。

清热化湿膏

【组成】 云茯苓_{六钱,研} 广皮_{三钱} 生于术_{三钱} 酒连_{二钱,研} 酒芩_{三钱} 泽泻_{四钱,炒} 枳壳_{三钱} 香附_{四钱,炙} 生杭芍_{六钱} 建曲_{三钱} 次生地_{六钱} 木香_{二钱,研} 霜桑叶_{四钱} 甘草_{二钱}

【制法】 共以水煎透，去渣，再熬，浓汁少兑炼蜜为膏，每服一匙，白开水送服。

【主治】　肝胃有热，气道欠和。

【评议】　在原案记载中，先予慈禧太后前方治疗，推测湿热已减，故去藿梗、厚朴、苍术、大腹皮、白豆蔻，加枳壳、白术、建曲、生地、桑叶、木香、甘草，以增健脾清肝、和胃消食之力。

阳和启脾膏

【组成】　党参、白术、黄芪、鹿角、当归、香附_{各一两五钱}　白芍、川芎、独活、附子、干姜、阿魏、橘皮、三棱、川椒、草果仁_{各一两}

【制法】　用麻油三斤，将前药渣熬至滴水成珠，入飞净黄丹一斤二两，再入后药面。

【主治】　温阳散寒，养血，活血通经络。

【评议】　此膏专治脾胃虚弱，阳气不足，中风中寒，食积腹痛，肠鸣腹胀，饮食不香，癥瘕痞块，五更泄泻，一切虚寒之症。将此膏贴于肚脐治疗。西太后脾虚日久，必及于肾，此膏贴于肚腹或脐部，可能对散逐寒邪，温通气血有所佐助。

滋阴抑火化湿膏

【组成】　元参_{六钱}　小生地_{六钱}　山萸肉_{三钱}　泽泻_{四钱}　茯苓_{六钱}　怀山药_{四钱,炒}　丹皮_{四钱}　滑石_{五钱}　麦冬_{四钱}　金石斛_{五钱}　竹茹_{五钱}　花粉_{四钱}　甘菊_{四钱}　茵陈蒿_{四钱}　川芎_{四钱}　乌梅_{七个}

【制法】　共以水熬透，去渣，再熬浓汁，兑冰糖面一两，加炼蜜为膏。每服五钱，白开水冲服。

【功用】　滋阴抑火化湿。

【主治】　肝胃平素湿热未清，阴液不实。

【评议】　湿热邪郁，伤阴耗液。滑石性寒滑利，茵陈善清肝胆之湿热，竹茹"气寒，可以祛温火，味甘可以缓火炎"（《本草经解》），三药同用清热利湿。配伍六味地黄丸、增液汤等滋阴养液。全方相伍，祛湿不伤阴，养阴不碍邪，湿祛热清，阴液得补，以期达到滋阴抑火化湿之效。

调肝化湿膏

【组成】　西洋参三钱　于术三钱　云苓八钱　香附二钱　生杭芍三钱　青皮二钱　茵陈五钱　枳壳五钱　焦枣仁三钱　鸡金五钱　泽泻三钱　焦三仙九钱　扁豆皮三钱　胡连四钱

【制法】　共以水煎透去渣，兑炼蜜六两收稠膏，每服一茶匙，白开水送下。

【功用】　调肝化湿。

【主治】　肝胃欠和，湿热未净。

【评议】　脾胃为仓廪之官，脾司运化，胃主受纳，脾胃失运，则湿阻食滞，气滞不舒。治以健脾调肝、祛湿清热之法。方中四君子方意配以内金、三仙健运脾胃、消食除滞，茵陈、泽泻、扁豆、胡连清利肝脾之湿热，香附、青皮、枳壳调畅肝脾之气机。诸药共用，可望肝胃和，湿热除，气机畅，诸症叫半。

凉阴和阳育神膏

【组成】　小生地一两　厚朴二钱　陈皮二钱　川连一钱,研　炒山栀五钱　当归五钱　泽泻三钱　知母三钱　霜桑叶三钱　赤苓五钱　石斛三钱　麦冬八钱　焦三仙一两

【制法】　共以水煎透去渣，再熬浓汁，兑炼蜜五两收膏，每早晚各服一茶匙，白开水冲服。

【功用】　凉阴和阳。

【主治】　脾胃之阳气消磨过深。

【评议】　此为宣统朝隆裕皇太后脉案，主治参照此前脉案谓："四月初五日，臣周鸣凤请得皇太后脉息六部逐渐和平。诸证次第亦减。第违和日久，脾胃之阳气消磨过深。若骤进药饵，又非所宜。谨拟前方加减调理，明日续进膏子药，当宽以时日，方能奏功。"

清燥育神膏

┌──────┐
│ 方一 │
└──────┘

【组成】　小生地二两　生谷芽三钱　当归五钱　枳壳一钱五分,炒　黑山栀五钱　广

陈皮_{三钱}　赤苓_{五钱}　泽泻_{三钱}　煅石膏_{三钱}　法半夏_{三钱}　军炭_{二钱}　竹茹_{三钱}　焦三仙_{一两}　广砂_{一钱,研}

【制法】　共以水煎透去渣，再熬浓汁，兑炼蜜五两收膏，每早晚各服一茶匙，白开水送服。

【功用】　凉阴清燥育神，和脾胃。

【主治】　血液久受煎灼，浊液多而成虚痰，清气阻滞。

【评议】　《灵枢·平人绝谷》云："血脉和利，精神乃居。"血若受热灼可失其养神之用，故重用生地清热凉血，当归养血活血。并配伍栀子、石膏清热泻火，军炭导热下行。痰热内扰，心神不安，用温胆汤理气化痰，清胆和胃。配伍谷芽、三仙以消食健脾。诸药合用，以使热清痰化，血足脾运，心神得养。

⌜方二⌝

【组成】　小生地_{八钱}　当归_{五钱}　羚羊_{三钱}　丹皮_{二钱}　黑山栀_{五钱}　石斛_{五钱}　金广皮_{二钱}　于术_{二钱}　木蝴蝶_{三钱}　法夏_{三钱,研}　泽泻_{二钱}　甘草_{二钱}　炒白芍_{五钱}　茯神_{五钱,研}　煅龟板_{六钱,研}

【制法】　共以水煎透去渣，再熬浓汁，兑炼蜜六两收膏，每进一茶匙，白开水送，随便服。

【主治】　肝阴不足，热重湿不化而变痰。

【评议】　肝体阴用阳，肝中阴血不足无以疏泄，木不疏土，脾失健运，则痰浊内生。用小生地、当归、炒白芍养血，石斛、木蝴蝶、煅龟板育阴，羚羊角清肝平肝。配以白术与二陈汤健运脾胃，理气化痰。诸药同用，取阴血得补，痰湿得祛，肝风得平之意。

封脐暖肚膏

⌜方一⌝

【组成】　附子_{二两}　干姜_{二两}　粟花_{二两}　土木鳖_{二两}　生姜_{八两}　老葱_{八两}

【制法】　用香油三斤，熬枯去渣，入黄丹一斤收膏；再入丁香三钱、肉桂二两、麝香一钱，研末搅匀。

【功用】　温补脾胃，暖丹田，壮元阳，止泻痢。

【主治】　风寒入肚，腹内冷痛。

方二

【组成】　木鳖子_{五两}　附子_{二两}　甘草_{五钱}　老葱_{三根}　干姜_{五钱}　公丁香_{八钱}

【制法】　香油斤半，将群药熬枯，去渣，加黄丹九两收之。

【功用】　温补脾胃，暖丹田，壮元阳，止泻痢。

【主治】　风寒入肚，腹内冷痛。

【评议】　此药性温暖寒，封脐上预防外邪以取效。

神效暖脐膏

【组成】　肉桂_{一两五钱,去皮}　丹皮_{八钱}　黄芪、党参、归身、生地_{各二两}　白芍、苁蓉、炙附子、木鳖子_{去壳,各一两}　荆芥、防风、麻黄、桂枝、柴胡、前胡、升麻、葛根、苏叶、薄荷、羌活、独活、白芷、藁本、川芎、细辛_{各五钱}

【制法】　以真麻油三斤、生姜四两、葱头四两切碎，入油内，慢火熬焦，去渣滤净汁，将油秤准，每油一斤，入飞净黄丹半斤，慢火熬至老嫩得所，以磁器收盛，七日后方可用。

【功用】　镇痛止泻，祛风散寒，达到健肠胃及暖肚作用。

【主治】　受寒受冷，腹痛腹胀，呕吐酸水。

【评议】　此方为光绪六年御药房录得。暖脐膏组成药物各地略有不同，十香暖脐膏名同而药亦多异，如天津者有大生蒜、韭菜子、生附子、川椒及干姜；济南有麝香、肉桂、母丁香、沉香；呼和浩特之封脐暖肚膏则有干姜、附子、吴萸。本方药物自有其特点。功能镇痛止泻，祛风散寒，健肠胃，暖肚，主受寒受冷，腹痛腹胀，呕吐酸水等。民间也有以此类膏方治久不孕育，腰骶疼痛者。

风寒麻木止疼痛膏方

【组成】　当归_{一两}　川芎_{五钱}　羌活_{五钱}　独活_{一两}　灵仙_{五钱}　钩藤_{一两}　川乌_{一两}　草乌_{一两}　山甲_{一两半}　生木瓜_{一两}　杜仲_{二两}　木鳖子_{五钱}　银花_{五钱}　连翘_{五钱}　藏红花_{一两}　川牛膝_{二两}　透骨草_{一两}　地骨皮_{两半}　生蕲艾_{一两}　乳香_{两半}　没药_{二两}　防风_{五钱}　桂枝_{两半}　荆芥_{五钱}　木香_{一两}　漳丹_{三斤半}　生姜_{半斤}

【制法】　麝香不论多少，将囊药熬好，入麝香，妇人发一团，香油八斤。

以上诸药共入磁盆内，用香油泡一夜。用铁锅熬，以槐柳棍搅，看山甲黄糊色即好。过罗去渣，将油入锅再熬开，将妇人发入内化净，即下漳丹再熬，至滴水成珠即好，即将麝香再入药内。

【功用】 温补脾胃，暖丹田，壮元阳，止泻痢。

【主治】 风寒入肚，腹内冷痛。

【评议】 此药性温暖寒，封脐上预防外邪以取效。

调中清热化饮膏

【组成】 云茯苓六钱 广皮三钱 酒芩四钱 知母三钱 甘菊花五钱 羚羊二钱五分 焦枳壳四钱 泽泻四钱 茅于术炭各一钱五分 神曲六钱,炒 焦槟榔三钱 甘草二钱

【制法】 共以水煎透，去渣再熬浓汁，少兑炼蜜收膏，每服二钱，白开水冲服。

【功用】 调中清热化饮。

【主治】 肝胃有热，脾元欠畅，湿饮上蒸。

【评议】 肝胃有热，木不疏土，致脾运不健，气滞湿阻。治以清肝之热，健脾之运，理气祛湿。方中黄芩、知母、羚羊清肝平肝，茯苓、白术健运脾胃，陈皮、枳壳、槟榔、泽泻行气祛湿。诸药相伍，可有热祛湿清、肝脾得调之功效。

扶元清热化湿膏

【组成】 人参八分 生于术一钱五分 广皮二钱 茅术炭一钱,存性 酒连二钱 干麦冬四钱 泽泻三钱 石莲肉四钱 桑叶四钱 云茯苓五钱 甘菊三钱 甘草梢二钱

【制法】 共以水煎透，去渣再熬浓汁，少兑炼蜜收膏，每服二钱，荷叶露冲服。

【功用】 清热化饮。

【主治】 肺胃蓄饮未净。

【评议】 主治可见上一日脉案"闰四月初五日，张仲元、姚宝生请得老佛爷脉息左关弦而稍数，右寸关滑而近数。湿热渐清，惟肺胃蓄饮未净。今议用清热化饮之法调理。"

和肝理脾化湿膏

方一

【组成】 薄荷_{二钱} 炒槟榔_{八钱} 醋柴_{二钱} 川郁金_{五钱,研} 枳壳_{四钱,炒} 炙香附_{四钱,研} 青皮_{三钱} 酒胆草_{四钱} 知母_{四钱} 炒杭芍_{三钱} 薏米_{三钱,炒研} 生甘草_{三钱}

【制法】 共以水煎透去渣，再熬浓汁，兑炼蜜六两收膏，每进一茶匙，白开水送服。

【功用】 和肝理脾化湿。

【主治】 湿热。

方二

【组成】 沙参_{八钱} 杭芍_{八钱} 川芎_{四钱} 大生地_{八钱} 青皮_{六钱} 黄连_{四钱} 木香_{四钱} 炙香附_{八钱} 炒栀_{六钱} 羚羊_{三钱} 川柏_{六钱} 炒于术_{八钱} 云苓_{八钱} 半夏_{六钱,炙} 陈皮_{六钱} 焦三仙_{一两五钱}

【制法】 共以水煎透去渣，再熬浓汁，兑炼蜜六两为膏，每用一匙，白开水冲服。

【功用】 和肝理脾化湿。

和胃育神膏

【组成】 小生地_{一两五钱} 黄连_{一钱五分,研} 厚朴_{三钱} 石斛_{五钱} 炙香附_{三钱} 广砂_{一钱,研} 陈皮_{三钱} 当归_{五钱} 郁李仁_{三钱} 枳壳_{二钱} 茯神_{五钱} 甘草_{一钱五分}

【制法】 共以水煎透，去渣再熬浓汁，兑炼蜜五两收膏，每早晚服一茶匙，白开水冲服。

和阳平胃膏

【组成】 生地炭_{一两} 山萸肉_{三钱} 于术_{五钱,炒} 当归_{八钱} 灶心土_{五钱} 川连炭_{二钱} 陈皮_{三钱} 生姜_{二钱,代皮} 黑芝麻_{五钱} 焦三仙_{一两} 茯神_{五钱} 甘草_{二钱} 红枣肉_{五个} 冬瓜仁_{八钱} 桂圆肉_{一钱五分} 法夏_{三钱}

【制法】　共以水煎透去渣，再熬浓汁，兑炼蜜四两收膏，每早晚各服一茶匙，白开水送服。

【主治】　胃下积湿而变痰涎，脾经运化较慢。

【评议】　脾胃为气血生化之源，脾运失健，一则血化无源，二则痰湿内生。当治以养血益精与健脾化湿之法。方中生地、当归、山萸肉、黑芝麻、桂圆肉养肝血，益肾精，精血同补。白术、三仙健脾燥湿，消食和胃，调解生痰之源。二陈汤与冬瓜仁燥湿化痰，去除已成之痰。灶心土温脾暖胃以助运化，川连与之寒温同用，一祛中焦之湿，二制诸药温燥之性，以防伤阴耗液。姜枣调和脾胃。诸药相伍，脾运得健，痰湿可化，诸症可望得除。

健脾阳和膏

【组成】　党参二两　于术一两,炒　茯苓二两,研　枇杷叶二两,制,去毛　枳壳一两五钱,炒　苦桔梗一两　木香一两,研　草豆蔻一两二钱,研　三仙四两,炒黄　辛荑一两　陈皮一两五钱　紫苏叶一两五钱　羌活一两五钱

【制法】　共以水熬透，去渣，再熬浓，加炼蜜为膏，每用四钱，白水冲服。

【功用】　温运脾阳。

【主治】　脾阳虚弱。

【评议】　此方阳和，是指健虚弱之脾阳，故皆温运脾阳之品，而无温补肾阳之药。

加减健脾阳和膏

【组成】　党参二两　于术一两五钱,炒　茯苓二两,研　枇杷叶二两,制,去毛　陈皮一两五钱　厚朴一两五钱,姜制　木香一两,研　草豆蔻一两五钱,研　三仙四两,炒黄　桔梗一两五钱　苍术一两五钱,炒　紫苏叶一两五钱

【制法】　共以水熬透，去渣，再熬浓，加炼蜜为膏，每用四钱，白水冲服。

【功用】　温运脾阳，芳香化湿。

【评议】　本方在健脾阳和膏中去枳壳、辛夷、羌活，加苍术、厚朴，必是有需用芳香化湿之证候。

理脾调气化湿膏

【组成】　生于术_{六钱}　茯苓_{六钱}　炒薏米_{九钱}　陈皮_{三钱}　炒扁豆_{六钱}　神曲_{六钱,炒}　炙香附_{三钱}　甘菊_{四钱}　佛手柑_{二钱}　生草_{三钱}

【制法】　共以水煎透去渣，再熬浓汁，少兑炼蜜为膏，每服三钱，白开水冲服。

【功用】　理脾调气化湿。

【评议】　本方脉案载"（光绪朝）正月初六日，姚宝生看得总管脉息左关稍弦，右寸关缓滑，神力甚好。惟气道有时欠调，稍有浮热。今用理脾调气化湿膏调治。"

理脾调中化湿膏

【组成】　潞党参_{六钱}　生于术_{各三钱}　炒广皮_{三钱}　姜连_{二钱,研}　神曲_{四钱}　炒谷芽_{四钱,研}　炒壳砂_{二钱,炒研}　麦冬_{六钱}　云茯苓_{六钱}　炙香附_{四钱,研}　藿梗_{三钱}　炙草_{四钱}

【制法】　共以水煎透，去渣，再熬浓汁，少兑炼蜜为膏，每服一匙，白开水冲服。

【功用】　理脾调中化湿。

【评议】　本方由香砂六君子汤加减而成，加藿梗、神曲、谷芽与姜连，有益于醒脾消导。

理脾和肝化湿膏

【组成】　西洋参_{三钱,研}　茅术_{二钱}　杭芍_{五钱}　元参_{五钱}　化橘红_{三钱}　猪苓_{五钱}　泽泻_{三钱}　云苓_{五钱}　旋覆花_{三钱,包煎}　枳壳_{三钱,炒}　川贝_{三钱,研}　蒌皮_{三钱}　菟丝饼_{五钱}　玉竹_{三钱}　菊花_{三钱}　桑皮_{三钱}　莱菔子_{三钱,研}　竹茹_{三钱}　鸡内金_{四钱}　三仙饮_{各三钱}

【制法】　共以水煎透，去渣，再熬浓汁，兑蜜五两。每服三匙，白水送下。

【功用】　理脾化湿。

【主治】　脾虚湿蕴，肝肾不足。

【评议】　本方以理脾化湿为主，仿五味异功散之意旨在理脾，用五苓散去肉桂而淡渗利湿。以三仙饮、莱菔、枳壳、内金助健脾和胃之力,桑皮、蒌皮清肺以利水之上源,并助川贝祛痰止咳之效。杭芍、菊花、元参、菟丝饼双理肝肾,玉竹、竹茹润燥止呕,旋覆花降逆和胃并可祛痰。倘长期服用,对脾虚湿蕴,肝肾不足者当有裨益。

理脾养胃除湿膏

【组成】 党参二钱 于术三钱,炒 茯苓三钱 莲肉三钱 薏苡仁三钱,炒 扁豆三钱,炒 藿梗一钱五分 神曲二钱,炒 麦芽三钱,炒 陈皮一钱五分 广砂一钱,研 甘草八分

【制法】 共以水熬透,去渣,再熬浓汁,少加炼蜜,成膏。每服二钱,白开水冲服。

【主治】 脾胃虚弱、饮食不消。

【评议】 本方由参苓白术散化裁而来,去桔梗加神曲、麦芽功专理脾,易山药加藿梗是防滋腻。本方药性中和,无寒热偏胜之弊,对于光绪帝脾胃虚弱、饮食不消病症至为适宜,故亦常服用。

凉膈和胃膏

【组成】 小生地一两五钱 川连一钱五分,研 枳壳二钱,炒 竹茹三钱 黑山栀三钱 元参五钱 赤苓五钱 厚朴二钱 煅石膏三钱 广皮三钱 法夏三钱 泽泻三钱 炒三仙一两 石斛五钱

【制法】 共以水煎透去渣,再熬浓汁,兑炼蜜五两收膏,每早晚各服一茶匙,白开水送服。

【功用】 清阴热,平胃扶脾。

【评议】 阴分之瘀热寄于胃,脾阳之真气不能相辅而行。以致烦热生于内,善饥,食后宿滞难消,浊液反碍清气,以上皆致病之由。扼要治法,当清阴热,平胃扶脾。是激浊即是扬清之理。

启脾益寿膏

【组成】 炙香附六钱 川郁金五钱,研 炒枳壳五钱 于术六钱 焦曲八钱,研 鸡内金一两二钱,雄 东楂肉一两 茯苓八钱 川厚朴五钱 广皮六钱 柴胡四钱,醋炒 升麻三钱

粉葛根_{四钱}　潞党参_{五钱}　抚芎_{三钱}　杭芍_{五钱}　生甘草_{三钱}

【制法】　用香油五斤，将药炸枯去渣，兑黄丹二斤八两收膏，倾入水内，以去火气。

【功用】　调肝、启脾、和胃。

【评议】　黄元御《四圣心源》云："木生于水而长于土，土气冲和，则肝随脾升，胆随胃降，木荣而不郁。土弱而不能达木，则木气郁塞，肝病下陷而胆病上逆。"土壅木郁，肝脾不调，胃气不和。治以健脾调肝和胃之法。方中四君子汤与焦曲、内金、楂肉补脾助运，消食和胃；枳壳、厚朴、陈皮、升麻、粉葛根理脾升清。杭芍、香附、柴胡、郁金、抚芎养肝体助肝用，调肝理气。诸药合用，土运木达，气血得和，肝脾得调。

清热除湿膏

【组成】　连翘_{六钱}　胆草_{四钱}　焦三仙_{一两}　赤苓_{六钱}　防风_{五钱}　桑皮_{四钱,生}　赤小豆_{五钱}　菊花_{五钱}　茵陈_{六钱}　条芩_{四钱}　僵蚕_{四钱,炒}　生甘草_{二钱}

【制法】　以水煎透，去渣，加炼蜜为膏，每服二钱，白开水冲服。

【功用】　清肝热，化脾湿。

【主治】　肝胆脾胃湿热。

【评议】　肝胆脾胃多湿热之症，此方清肝热，化脾湿，炼蜜为膏缓服，亦属半疏半调之剂。大约药症相符，故光绪四年又用本方。不过热易除而湿难化，故转方减清热药，而加健脾之品，可见御医用药之谨慎处。

清热理脾除湿膏

【组成】　茯苓_{五钱}　陈皮_{四钱}　白术_{四钱}　薏苡仁_{五钱,炒}　山药_{三钱,炒}　石斛_{五钱}　麦冬_{四钱}　焦三仙_{各二钱}　扁豆_{五钱,炒}　茵陈_{四钱}　菊花_{三钱}　生甘草_{二钱}

【制法】　共以水煎透，去渣，加蜜炼成膏。每服二钱，白水冲服。

【功用】　淡渗健脾、清热除湿。

【评议】　脾胃虚弱，纳运失司，一则津液不化聚而成湿，一则饮食不消而成积。药用山药、茯苓、白术健运脾胃，陈皮、薏苡仁、扁豆、茵陈理气祛湿。焦三仙以消停积之食。脾运不健，水湿不运，致津液不足，配以石斛、麦冬养阴增液。诸药相伍，脾胃运，津液生，湿邪可除。

加减理脾清热除湿膏

【组成】 党参二钱 于术三钱,炒 茯苓三钱 砂仁一钱 陈皮一钱五分 建曲三钱,炒 石斛三钱 扁豆三钱 白芍一钱五分,炒 灶心土三钱 薏苡仁三钱,炒 益元散二钱

【制法】 共以水熬透,去渣,再熬浓汁,少加老蜜,成膏。每服二钱,白开水冲服。

【功用】 理脾清热化湿。

【评议】 此方系仿五味异功散意加淡渗利湿之品组成。拟方中允,亦缓图之意。惟方中加灶心土(伏龙肝)者,或取其有温中燥湿止呕之功,加白芍为助滋润肝脾之力。方后有"节交小暑去麦冬加扁豆,节交大暑去归身加灶心土"等语,可知原方有麦冬、当归。同时,御医庄守和、佟文斌当初拟方之时,已考虑本方长期服用。对于节令变化易药为治的目的在于:时值长夏,暑湿渐重,故节交小暑去滋腻之麦冬,加淡渗之扁豆;节交大暑之时,再去当归,并加灶心土以助燥湿之力。立方遣药重视节气变化,考虑人与自然关系,是施方者高明处。

养阴理脾膏

方一

【组成】 生杭芍六钱 羚羊二钱 全当归五钱 茯神六钱 柏子仁五钱,研 枳壳三钱,炒 生于术四钱 黄芩四钱 焦槟榔三钱 广砂四钱,研 甘菊花六钱 甘草三钱

【制法】 共以水煎透,去渣再熬浓汁,兑炼蜜收膏,每服三钱,白开水冲服。

【功用】 养阴理脾。

【主治】 肝经有火,肠胃气道欠舒。

【评议】 《名医方论》曰:"肝为木气,全赖土以滋培,水以灌溉。若中气虚,则九地不升,而木因之郁"。土与木正常相克关系为木克土,土为木之"所胜",木为土之"所不胜",若土有余或木不足,则可出现土侮木之现象,即"土壅木郁"。木郁日久可郁而化火并暗耗阴血,并伤及肝血。治以健脾助运,养血清肝之法。方中茯神、白术、砂仁、枳壳、槟榔健脾祛湿,理气助运;

生杭芍、全当归、柏子仁补阴血以养肝体；黄芩、菊花、羚羊清肝平肝。诸药相伍，脾胃得运，肝体得养，气畅郁舒，诸症可平。

方二

【组成】 生杭芍_{六钱} 羚羊_{二钱} 全当归_{五钱} 黄芩_{五钱} 柏子仁_{五钱,研} 人参_{三钱} 生于术_{四钱} 甘草_{三钱} 炒枳壳_{三钱} 木香_{二钱} 广砂_{四钱,研} 茯神_{六钱}

【制法】 共以水煎透，去渣再熬浓汁，兑炼蜜收膏，每服三钱，白开水冲服。

【功用】 养阴理脾。

【主治】 肝经有火，肠胃气道欠舒。

【评议】 脾虚则气血生化无源，血少不足以养肝则肝相对亢盛。治以健脾理气、养血柔肝、清肝和胃之法。方中香砂六君子汤合枳壳健脾理气，杭芍、全当归、柏子仁养血柔肝，黄芩、羚羊清肝平肝。诸药合用，脾健血足，肝体得养，肝经之火去而肠道之气可望得舒。

养阴理气膏

【组成】 生杭芍_{六钱} 羚羊_{二钱} 当归_{五钱} 柏子仁_{五钱,研} 桃仁泥_{四钱} 蒌仁_{四钱,研} 枳壳_{三钱,炒} 炒楂肉_{六钱} 条黄芩_{四钱} 甘菊_{六钱} 槟榔_{四钱,炒} 生甘草_{三钱}

【制法】 共以水煎透，去渣再熬浓（汁），兑炼蜜收膏，每服三钱，白开水冲服。

【功用】 养阴理气。

【主治】 肝经有热，肠胃气道欠舒。

【评议】 肝热犯胃，胃失和降，肠道气机受阻。治以养血柔肝，降气和胃，润肠通便之法。方中芍药、当归、柏子仁养肝血，柔肝体；黄芩、甘菊、羚羊清肝热，平肝火；枳壳、蒌仁、槟榔、桃仁、炒楂肉降气活血，润肠通便。全方肝平气降，肠道得润，功能可得改善。

止渴抑火化湿膏

【组成】 麦冬_{五钱} 花粉_{五钱} 赤苓_{四钱} 泽泻_{三钱} 陈皮_{三钱} 竹茹_{三钱} 酒芩_{三钱} 桑叶_{四钱} 甘菊_{四钱} 生草_{二钱} 乌梅_{五个}

【制法】　共以水熬透，去渣，再熬浓汁，加冰糖面五钱兑炼老蜜成膏。每服二匙，白开水冲服。

【功用】　止渴抑火化湿。

【主治】　肝经有热，肠胃气道欠舒。

【评议】　肝经有热，横逆犯胃，伤及胃阴。胃阴不足，纳运受阻，痰湿内生。治以清肝平肝，养胃增阴，祛湿清热之法。方中酒芩、桑叶、甘菊清肝之热，麦冬、花粉、乌梅、甘草养胃之阴，赤苓、陈皮、泽泻化利水湿。肝热除，胃阴复，湿浊利，肠可得安。

┌ 加减方一 ┐

【组成】　麦冬五钱　花粉五钱　陈皮三钱　猪苓四钱　竹茹四钱　粉葛二钱　炒栀三钱　酒芩二钱　甘菊五钱　桑叶四钱　甘草一钱　灯心五子

【制法】　共以水熬透，去渣，再熬浓汁，加滑石面五钱，辰砂面一钱，冰糖面五钱兑炼蜜为膏，每服二匙，白开水冲服。

【功用】　止渴抑火化湿。

【主治】　肝经有热，肠胃气道欠舒。

【评议】　肝主疏泄，胃主通降，一升一降，相因为助。叶天士认为"阳明胃土，独挡木火之侵辱，所以制其冲逆之威也。"肝经之火，易横逆犯胃，使胃气失降，影响肠道气机。治以清肝和胃之法。方中用桑叶、菊花、炒栀、酒芩清肝平肝，麦冬、花粉、乌梅养胃阴，葛根、竹茹、灯心清心胃之热，陈皮理脾之气、化脾之湿。并合猪苓利水，使热有出路。诸药相伍，肝热清，胃阴补，脾湿利，气滞除，肠道可得舒。

┌ 加减方二 ┐

【组成】　麦冬五钱　元参五钱　花粉五钱　陈皮三钱　竹茹四钱　粉葛二钱　炒栀三钱　酒芩三钱　甘菊五钱　桑叶四钱　丹皮三钱　甘草一钱

【制法】　共以水熬透去渣，再熬浓汁，加滑石面六钱，辰砂面一钱，冰糖面五钱，兑炼蜜为膏。每服二匙，白开水冲服。

【功用】　止渴抑火化湿。

【主治】　肝经有热，肠胃气道欠舒。

【评议】　肝经有热，横逆犯胃，胃气失降，肠道受阻。治以清肝养胃之法。方中桑叶、菊花、炒栀、酒芩、丹皮清肝热，麦冬、元参、花粉养胃阴，竹茹、葛根、陈皮和胃气。诸药合用，肝热得清，胃气得养，可望渴止火抑湿化。

治 嘈 膏

【组成】　云茯苓_{一两,连皮用}　生于术_{三钱,连梗用}　上肉桂_{一钱三分,去皮}　生甘草_{二钱}

【制法】　共用河甜水熬浓取汁，另加水熬，连取汁三次，一并熬收成膏，临用时酌兑白蜜开水服之，若便溏时不用白蜜，改用冰糖开水兑服。

【主治】　水湿困脾。

【评议】　此膏方为治水气上逆，清阳不升之良方，不用桂枝，而用上肉桂，效当更彰。冰糖入肺脾二经，《随息居饮食谱》用治"噤口痢"，此方便溏时不用白蜜下，而用冰糖，恐其偏寒？实则白蜜生凉熟温，"虚实寒热，罔不相宜"（《本草经疏》）。

治 噎 膈 膏

【组成】　（先用烧酒一盏，放铜杓内，入元明粉二钱，焙干细末，听用。）甘蔗汁冰糖_{二两,待用}　藕汁　梨汁　甘酒　娘人乳　牛乳　萝卜汁　童便

【制法】　以上各二两，文武火漫熬至四两，加白蜂蜜一两成膏，每挑调元明粉一分，此膏二汤匙不拘时咽，轻者莲子二十粒煎汤，重者人参五分煎汤调服。

【主治】　噎膈饮食难咽，强咽不能下，或大便如羊粪者。

【评议】　此方仿《温病条辨》五汁饮方意而进退之，五汁饮为梨汁、荸荠汁、鲜苇根汁、麦门冬汁，藕汁（或蔗浆），治温病热盛，灼伤肺胃阴津，口中燥渴，咳唾白沫、黏滞不爽者。此方治噎膈，加人乳、牛乳，思路实在，补充营养以济饮食难咽之急。入元明粉通腑，可通下而通上。

资生健脾膏

【组成】　党参_{二两}　于术_{一两五钱,炒}　广砂仁_{小粒一两,研}　木香_{一两,研}　茯苓_{二两,研}　陈皮_{一两二钱}　柏子仁_{一两五钱,炒}　三仙_{四两,炒黄}　山药_{一两}　紫姜朴_{一两}　小枳实_{一两二钱,炒研}　炙草_{五钱}

【制法】 共以水熬透，滤去渣，再熬浓，加炼蜜为膏，每用四钱，白水冲服，磁罐收盛。

【功用】 补脾元，调胃气。

【评议】 本方为缪仲淳资生丸方加减而得，此方以参、术、苓、草、山药甘平补脾元，砂仁、陈皮、紫朴、三仙、枳实辛香调胃气，又以柏子仁润而通之，能补能运，无香砂枳术丸之燥消，也无参苓白术散之补滞，为至和补养好方剂。

调肝和胃膏

 方一

【组成】 党参三钱 生杭芍四钱 金石斛四钱 桑叶四钱 竹茹三钱 焦三仙九钱 广木香八分,研 枳壳二钱,炒 橘红一钱五分,老树 生甘草一钱 生于术二钱

【制法】 共以水熬透，去渣，再熬浓汁，兑炼蜜收膏，每服五钱，白开水冲服。

【功用】 调肝和胃。

【主治】 肝阴虚、脾胃不和。

方二

【组成】 羚羊二钱 秦艽二钱 钩藤二钱 青皮二钱 延胡二钱 香附二钱,炙 瓜蒌四钱,溏 枳实二钱 茵陈四钱 胡连二钱 酒芩二钱 赤苓四钱 焦三仙各三钱 生草一钱

【制法】 共以水煎透，去渣，兑炼蜜六两收稠膏，每晚服一茶匙，白开水送服。

【功用】 调肝和胃。

【评议】 肝胃之病是瑾贵妃之病本，故案中清肝凉肝之羚羊屡进，而通滞化积之芩连大黄三仙亦频用，着眼点即在于此。病愈后，用膏药调理，亦传统之经验。

安胃止疼舒气调经膏

【组成】 制香附三钱 川郁金三钱,研 木香一钱,研 草豆蔻二钱,研 片姜黄二钱 制元胡二钱 青皮二钱,炒 五灵脂二钱,炒 全当归三钱 酒赤芍二钱 梭椤子三钱,焙透 制

甘草_{一钱五分}

【制法】 共以水煎透，再熬浓汁，炼蜜成膏，每服二钱，白开水冲服。

【主治】 肝胃不和，气滞血瘀，寒饮伤胃。

【评议】 脾胃为气血生化之源，寒饮伤胃，化源匮乏，肝血不足。肝体阴用阳，血不足影响肝之疏泄致肝气郁滞。气行则血行，气滞则血瘀。本证为寒饮内停，气滞血瘀，治以温中燥湿，行气活血之法。方中草豆蔻温中燥湿，香附、木香、青皮、元胡、梭椤子行肝脾之气滞，当归、酒赤芍养血活血。配伍郁金、五灵脂、姜黄加强理气活血止痛之力。尤其姜黄"益火生气，辛温达火化气，气生化则津液行于三阴三阳；清者注于肺，浊者注于经、溜于海，而血自行，是理气散结而兼泄血也"（《本草求原》）。诸药相伍，寒水祛，肝胃和，气畅血行，诸症得解。

和肝调胃膏

【组成】 当归_{三钱} 青皮_{一钱五分} 狗脊_{三钱} 枯芩_{二钱} 丹皮_{三钱} 郁金_{三钱,研} 槟榔片_{三钱,炒} 枳壳_{三钱} 焦枣仁_{五钱} 茯神_{四钱,朱拌} 茵陈_{三钱} 法夏_{三钱,研}

【制法】 共以水煎透去渣，兑炼蜜六两收膏，每用一匙，白开水送服。

【主治】 肝胃微欠调和，夜间少寐。

【评议】 肝血不足，神失所养，"胃不和则卧不安"，肝胃不调，夜寐难眠。方中当归、焦枣仁、狗脊补肝肾、养肝血。枣仁"仁甘而润，熟用疗胆虚不得眠，烦渴虚汗之证"（《本草纲目》），为滋养性安神之品。配伍槟榔、茵陈、枯芩、丹皮清肝胆之热、利肝胆之湿，半夏、枳壳、青皮、郁金化痰散结，疏肝和胃。诸药相伍，肝虚得养，胃气得和，睡眠得安。

和肝化湿膏

【组成】 当归_{三钱} 杭芍_{三钱} 酒芩_{三钱} 白术_{三钱} 薄荷_{二钱} 丹皮_{三钱} 炒栀_{三钱} 旋覆_{三钱,包煎} 枳壳_{三钱,炒} 羚羊_{一钱五分} 茵陈_{四钱} 青皮_{三钱,小}

【制法】 共以水煎透去渣，再熬浓汁，兑蜜六两收膏，每服一茶匙，白开水送服。

【主治】 肝胃尚欠调和，浮热未净。

【评议】 肝胃有热，气机上逆，治以养肝清肝，和胃降气之法。用当归、芍药养血柔肝，丹皮、栀子、茵陈、薄荷清利肝胆，白术运脾，旋覆、枳壳降逆，青皮加强理气之力。全方肝胃同调，气和热清，诸症可平。

和肝理脾膏

【组成】 当归四钱 杭芍三钱 醋柴三钱 酒芩三钱 赤苓四钱 白术三钱 薄荷一钱 丹皮四钱 黑栀三钱 延胡一钱五分 秦艽三钱 生草一钱

【制法】 共以水煎透去渣，兑炼蜜六两收稠膏，每晚用一匙，白开水送服。

【主治】 肝木欠调，脾湿不尽。

【评议】 "肝体阴而用阳"，肝喜条达而恶抑郁，肝失疏泄，一则郁而化热，一则木不疏土，土不健运，湿浊内生。方中用当归、白芍养肝血，柴胡助肝用，丹皮、栀子、黄芩清肝热。加元胡在调肝同时健脾理气，用白术、茯苓健脾祛湿，秦艽、薄荷祛风调肝。诸药相伍，肝调脾健，阴血足，湿浊当可不生。

清燥调肝化痰膏

【组成】 炙香附六钱 青皮八钱,研 溏瓜蒌二两,捣 木香五钱,研 中生地一两 杭芍一两,生 法半夏六钱,研 橘红八钱 生栀仁六钱 菊花六钱 枯黄芩八钱 壳砂四钱,研 一捻金四钱 胆草六钱 元明粉六钱 芦荟八钱,研

【制法】 共以水熬透去渣，再熬浓汁，兑梨膏十二两收膏，每服一匙开水送。

【功用】 清肝和胃。

养阴调中化饮膏

【组成】 西洋参三钱,研 朱茯神六钱 柏子仁四钱,去油 川贝母三钱,研 次生地四钱 归身四钱 陈皮三钱 制香附三钱 神曲四钱,炒 枳壳二钱,炒 焦山楂四钱 姜黄连一钱五分,研

【制法】 共以水煎透，去渣，再熬浓汁，兑炼蜜收膏，每服三钱。

【功用】 养阴健脾祛痰。

【主治】 肺胃积热，脾不健运。

【评议】 本方养阴健脾祛痰，内寓琼玉膏、健脾丸（方出《证治准绳》）方意，治火盛津枯，干咳，食滞，纳呆，口渴思饮等肺胃积热，脾不健运之症。脾得健则运，湿不生痰，则饮可除，于老年阴虚夹饮者，甚为适合。

白 术 膏

【组成】 白术十六两

【制法】 用水煎透，炼蜜收膏。

【功用】 补脾滋肾，益气化痰。

【主治】 饮食无味，精神短少，四肢无力，面色萎黄，肌肉消瘦，腰膝酸软，脾湿下注，遗精白浊，虚损劳伤，并皆治之。

【评议】 每晨用米饮煎服三五钱。忌生冷、油腻、坚硬等物。

参术调元膏

【组成】 白术一斤 拣参四两

【制法】 锉成片，入砂锅内，将净水十大碗，熬汁二碗。去渣又熬，取汁二碗，去渣。将前汁共滤净，文武火熬至二碗。加蜜半斤，熬至滴水成珠，倾入磁罐内。埋土中三日，取出。

【功用】 扶元气，健脾胃，进饮食，润肌肤，补虚羸，生精脉，固真气，以救急。

扶元和中膏

【组成】 党参一两五钱 于术一两,炒 茯苓一两,研 砂仁四钱,研 归身一两,土炒 杜仲一两,炒 香附六钱,制 生黄芪一两 谷芽一两,炒 鸡内金一两,焙 半夏八钱,姜炙 佩兰草六钱 生姜六钱 红枣二十枚,肉

【制法】 共以水熬透，去渣，再熬浓，兑冰糖二两为膏，每服三钱，白水冲服。

【功用】 补脾肾。

【评议】 此方似由古方和中散加减改制成膏剂者。对久病脾虚食少，胸

闷干哕，倒饱嘈杂，食物不消有效。扶元者，当系指补脾肾而言。

加减扶元和中膏

【组成】 党参一两五钱 于术一两,土炒 茯苓一两,研 砂仁四两 归身一两,土炒 续断一两,酒炒 炙香附六钱 生芪一两 谷芽一两,炒 鸡内金一两,焙 炙半夏八钱 佩兰草四钱 生姜八钱 大熟地六钱,炒 红枣二十枚

【功用】 补脾肾。

【主治】 脾虚食少，胸闷干哕，倒饱嘈杂，食物不消。

【制法】 共以水熬透，去渣，再熬浓，兑冰糖为膏，每服三钱，白水冲服。

【评议】 此方较前方增加生姜用量、减佩兰草药量，加大熟地六钱，易杜仲为续断而成。加熟地者，当为增强补益肝肾之意。

扶元益阴膏

【组成】 党参一两 于白术一两,炒 茯苓一两,研 白芍八钱,酒炒 归身一两,土炒 地骨皮一两 丹皮六钱,去心 砂仁四钱,研 银柴三钱 苏薄荷二钱 鹿角胶五钱,溶化 香附六钱,制研

【制法】 共以水熬透，去渣，再熬浓，加鹿角胶溶化，兑炼蜜为膏，服三钱，白水冲服。

【功用】 益气健脾，温补肾阳，凉血滋阴，调补肝肾。

【评议】 本方之所谓扶元，主要在于益气健脾，温补肾阳；益阴，则是凉血滋阴，调补肝肾。亦属先天后天兼顾，气血双理之意。其组成暗寓五味异功合逍遥散而小有进退。以异功健脾益气，逍遥理脾调肝，加以鹿角胶温补肾阳，地骨皮滋肾凉血，丹皮清热凉血，易柴胡为银柴胡者，推测应有阴虚发热之症状。本方配伍稳妥，通补并行，可以较长期服用。

加减扶元益阴膏

【组成】 党参二两 于术一两,炒 茯苓一两,研 山药一两 归身一两,土炒 女贞子一两 白芍八钱,醋炒 丹皮六钱 砂仁四钱,研 鹿角胶五钱,溶化 炙香附六钱,研 银柴三钱

【制法】 共以水熬透,去渣,再熬浓,加鹿角胶溶化,兑炼蜜为膏,每服四钱,白水冲服。

【评议】 本方即上方去薄荷、地骨皮,加山药、女贞子。旨在加强健脾益肾之功。据原处方笔迹分析及日期记载,两方配制时间仅距十天,或因前方有滋腻之嫌,故增损易药,重新制配。

理脾和胃除湿膏

【组成】 党参一钱五分 生于术一钱五分 茯苓三钱 薏苡仁三钱,生 莲肉三钱 谷芽二钱,炒 陈皮一钱 炙香附一钱 当归二钱,土炒 枸杞子二钱 白芍一钱五分,炒 次生地二钱

【制法】 共以水煎透,去渣,再熬浓汁,少兑炼蜜为膏。每服二钱,白开水冲服。

【评议】 本方虽重在理脾和胃,但寓八珍汤之意,唯因中州湿滞故去甘草,因川芎辛温升散,光绪帝素体阴虚,故减去以防耗阴。并佐以薏苡仁淡渗除湿之品,复加枸杞子滋补肝肾,亦属顾本之意。惟香附性虽和平,但苦燥亦能耗气,抑或因光绪帝精神不快,而以是药疏理肝气郁滞之故。综观方意,当为通补并行之方,功力和缓,宜于久服。故诸御医俱述此方药味平妥,即使节令更迭,当仍可服用。

第五章 治肝胆病膏方

和肝调中膏

【组成】 次生地$_{八钱}$ 生杭芍$_{六钱}$ 甘菊$_{五钱}$ 金石斛$_{五钱}$ 炒栀子$_{五钱}$ 青竹茹$_{四钱}$ 于术$_{五钱,生}$ 云茯苓$_{六钱}$ 炒薏米$_{八钱}$ 焦楂炭$_{六钱}$ 神曲$_{六钱,炒焦}$ 焦谷芽$_{六钱}$ 鸡内金$_{六钱}$ 广陈皮$_{五钱}$ 甘草$_{三钱}$

【制法】 共以水熬透，去渣，再熬浓汁，兑炼蜜八两收膏。每服一匙，白开水冲服。

【主治】 肝热蕴结。

乾坤一气膏

【组成】 当归$_{一两}$ 白附子$_{一两}$ 木鳖肉$_{一两}$ 台麝$_{四分}$ 续断$_{一两}$ 没药$_{一两二钱}$ 大生地$_{一两}$ 蓖麻仁$_{一两}$ 乳香$_{一两二钱,去油,研面}$ 白芷$_{一两}$ 巴豆仁$_{一两}$ 穿山甲$_{一两}$ 白芍$_{一两}$ 蓬术$_{一两}$ 五灵脂$_{一两}$ 赤芍$_{一两}$ 三棱$_{一两}$ 元参$_{一两}$ 真阿魏$_{二两}$ 熟地$_{一两}$ 肉桂$_{一两}$

【制法】 共以水熬透，去渣，再熬浓汁，兑炼蜜八两收膏。每服一匙，白开水冲服。

【主治】 痞疾。

【评议】 此膏专治痞疾，无论新久。又治诸风瘫痪，湿痰流注，各样恶疮，百般怪症，头痛，男子夜梦遗精，妇女赤白带下。又男妇精寒血冷，久无嗣息者，并贴之。此料用香油五斤，漳丹三十两。火用桑柴。为古之制法。

舒肝理脾膏

【组成】 酒杭芍$_{六钱}$ 当归$_{八钱}$ 制香附$_{八钱}$ 丹参$_{六钱}$ 祁艾炭$_{五钱}$ 抚芎$_{四钱}$

杜仲炭_{六钱}　萸连_{三钱,研}　炒神曲_{六钱}　缩砂_{五钱,研}　焦于术_{六钱}　木香_{四钱,研}

【制法】　共以水煎透，去渣再熬浓汁，兑炼蜜收膏，每服一匙，白开水冲服。

【主治】　肝木不舒。

滋益健脾化湿膏

【组成】　西洋参_{三钱,研}　云茯苓_{六钱}　焦枣仁_{三钱}　嫩玉竹_{五钱}　中生地_{八钱}　当归身_{三钱}　生杭芍_{三钱}　肉苁蓉_{三钱}　炒杜仲_{五钱}　炒狗脊_{四钱}　川续断_{三钱}　浙贝母_{三钱,研}　盐黄柏_{三钱}　炒知母_{三钱}　怀山药_{三钱}　生粉草丁_{二钱}

【制法】　用鲜竹叶灯心水煮透，过淋，再用水将药熬透，拧滓，兑蜂蜜一两六钱收膏，每服八分。

【功用】　清燥益阴，平肝醒脾。

【主治】　肝经郁热未清，心虚肺燥，脾弱不易化湿。

清热养肝活络膏

【组成】　细生地_{五钱}　杭芍_{四钱}　酒当归_{四钱}　羚羊_{二钱五分}　明天麻_{二钱}　僵蚕_{三钱,炒}　川秦艽_{二钱}　橘红_{二钱,老树}　川贝母_{三钱,研}　枳壳_{二钱,炒}　建曲_{三钱,炒}　生草_{一钱}

【制法】　共以水煎透，去渣再熬浓汁，炼蜜为膏，每服三钱，白开水冲服。

【主治】　肝热不清。

【评议】　查光绪三十年三月西太后脉案，载有"头晕微疼，目不清爽"等症状，此方治此肝热不清表现似颇适宜。

二　龙　膏

方一

【组成】　苋菜_{一斤}　甲鱼_{八两}　三棱_{二两}　莪术_{二两}

【制法】　用香油三斤，炸透去渣，入黄丹一斤八两收膏；再入麝香三分，乳香、没药各四钱。

【主治】　五积六聚，七癥八瘕，一切气积血聚，酒癥食黄，妇女血块，婴儿痞疾，腹大青筋，面黄肌瘦，虫蛊气膨，坚硬难消，干血痨症，延绵日久，残喘堪怜，诸药不愈，补泻难投，耗至损伤元气，以及噎膈鼠瘰等疮，未成能消，已成能溃者以可以采用。效妙如神。

┌─────┐
│ 方二 │
└─────┘

【组成】　苋菜十斤　不拘红白，皆可洗去泥，不必去根，以河水煎汤两大钵，用活甲鱼一个，重十二三两者，不必切碎，入苋菜汤，连骨煮烂，如膏如渣，将甲鱼膏薄摊晒干研末。

【制法】　用麻油八两，熬至滴水成珠，下甲鱼膏末四两，如甲鱼膏不足，以铅粉添配，搅匀成膏收之，用青布裱纸一层摊贴，七日即消。重者贴两次，永不再发。

【主治】　专治五积、六聚、七癥、八瘕，一切气积、血聚、酒证、食黄，妇女血块，婴儿痞疾，腹大青筋，面黄肌瘦，虫蛊气臌，坚硬难消，干血劳证，延绵日久，残喘堪怜，诸药不愈，补泻难投，耗至损伤元气，犹如证入膏肓，甚可悲惨，以此膏施治，立见其效。且兼治噎膈、鼠瘰等证，未成能消，已成能溃，其效如神。

和肝理气化湿膏

【组成】　醋柴二钱　川郁金五钱,研　枳壳四钱,炒　青皮三钱　川贝四钱,研　炒杭芍四钱　蒌皮六钱　苦梗四钱　陈皮三钱　云茯苓四钱　法夏三钱,研　生草二钱

【制法】　共以水煎透，去渣，再熬浓汁，兑炼蜜六两收膏，每进一茶匙，白开水送服。

【功用】　和肝理气化湿。

【主治】　肝经宿郁。

和肝益血调气膏

【组成】　全当归三钱　陈皮三钱　抚芎三钱　扁豆四钱,炒　半夏曲四钱　杭芍三钱,炒　制草二钱　厚朴二钱,炙　云茯苓六钱　于术四钱　条芩二钱　壳砂二钱

【制法】　共煎浓汁去渣加蜜三两熬膏，每早晚各进一茶匙开水冲。

【功用】 和肝益血调气。

清肝化饮膏

【组成】 大生地_二两_ 杭芍_二两_ 归身_一两_ 萸连_八钱,研_ 酒胆草_一两_ 生栀_一两_ 黄芩_一两_ 川柏_一两_ 溏瓜蒌_四两_ 橘红_八钱,老树_ 法夏_一两_ 木香_八钱_ 青皮子_八钱_ 香附_一两,炙_ 锦纹_一两_ 枳壳_一两_ 元明粉_四钱,兑_ 杏仁_二两,研_

【制法】 共以水煎透去渣,再熬浓汁,兑蜂蜜梨膏各六两收膏,每服一匙,开水化服。

【功用】 和肝清热。

【主治】 肝热稍欠和畅。

清肝滋脾化痰膏

【组成】 小生地_六钱_ 胆草_四钱_ 生栀_四钱,仁_ 黄芩_四钱_ 羚羊面_三钱_ 石斛_四钱_ 瓜蒌_六钱_ 杏仁_六钱_ 郁李仁_六钱_ 姜朴_三钱_ 枳壳_四钱_ 杭芍_六钱,生_ 火麻仁_六钱_ 归身_六钱_ 锦纹_四钱_ 橘红_六钱_

【制法】 共以水煎透去渣,再熬浓汁,兑蜜六两收膏,每服一匙,白开水冲服。

【主治】 肝阳气滞,微感浮风。

【评议】 据之前脉案,端康皇贵妃脉息左寸关弦而近数,右寸关缓滑,乃肝阳气滞,微感浮风,以致胸满胁痛,肢倦神疲而设。

养血活络润燥膏

【组成】 大生地_二两_ 川芎_八钱_ 生白芍_二两_ 全当归_二两_ 溏瓜蒌_四两,捣_ 羚羊_六钱,先煎一刻_ 青枫藤_一两五钱_ 元明粉_六钱,兑_ 炙香附_一两五钱_ 青皮_一两_ 片姜黄_八钱_ 秦艽_二两_ 川锦纹_一两_ 橘红_八钱_ 酒胆草_一两_ 菊花_二两_ 川羌活_八钱_ 杏仁_二两,研_

【制法】 共以水熬透,去渣,再熬浓汁,兑蜂蜜梨膏各六两收膏,每用一匙,开水化服。

【功用】 清肝调气。

【主治】 气道渐畅,肝热未清。

阿魏化痞膏

方一

【组成】　三棱四两　鸡内金四两　山甲四两　川军四两　草蔻四两　芜荑四两　甘遂四两　莪术四两　芫花四两　大戟四两　槟榔四两　鳖甲四两　秦艽四两　巴豆二两　萝卜子二两　胡连二两　吴萸二两　千金子二两

【制法】　用香油五斤，熬枯去渣，入黄丹二斤八两，收膏；再加乳香、没药各二两，肉桂、丁香各一两五钱，阿魏三两，麝香二钱，共研细末，搅入膏内合均。

【主治】　小儿痞疾，妇女癥瘕血块，大人五积六聚，气积食积，肚腹胀大、疼痛等症。

【评议】　先将病处用温水洗净，然后将膏药烤暖贴患处。每日空心临睡，用暖手将疾病处揉转数十次，其腹微响动，鼻闻药气为验。每一帖数日一换，再兼服药为妙。

方二

【组成】　巴豆、大黄、甘遂、大戟、芫花、千金、三棱、鸡内金、槟榔、秦艽、莪术、鳖甲、芜荑、草蔻、山甲、吴茱萸、胡连、莱菔子各一两

【制法】　用香油五斤，将群药熬枯，滴水成珠，加黄丹二斤，阿魏三两，乳香二两，没药二两，肉桂二两，丁香一两五钱，木香四钱，共为细末，入膏内收之。

【主治】　妇女癥瘕血块，大人五积六聚，气积食积，肚腹胀大、疼痛等症，兼贴小儿痞疾。

【评议】　先将病处用温水洗净，然后将膏药烤热贴患处。每日空心临睡，用热手持时将疾病处揉数十转，其腹微响动，鼻闻药气为验。每一帖数天一换，再兼服药为妙。

舒肝利肺和脉膏

【组成】　生香附一两　独活六钱　麻黄六钱　僵蚕六钱　小青皮八钱　生山甲六钱

片姜黄_{五钱}　　川郁金_{六钱}　　宣木瓜_{一两}　　当归_{一两}　　生杭芍_{六钱}　　抚芎_{五钱}　　透骨草_{八钱}

乳没_{各六钱}　　续断_{八钱}　　五加皮_{六钱}

【制法】　　用香油四斤炸枯，去渣，入黄丹令其老嫩合宜为膏，贴于肩井、肺俞穴。贴时兑麝香五厘撒于膏药中贴之。

【功用】　　行气活血。

【主治】　　肝气郁滞，胸胁胀痛，筋脉失和。

【评议】　　本方外用薄贴，从药味组合不难理解，西太后有肝气郁滞，胸胁胀痛，筋脉失和等症，故用药以行气活血为主。重用香附，旨在舒肝解郁，理气止痛。稍佐麻黄，宣利肺气以通经络，用药俱有深意。肩井属足少阳胆经穴，肺俞属足太阳膀胱经穴，无论用药选穴，都与辨证立法相一致。

第六章　治肾系病膏方

保元固本膏

【组成】　党参、白术、炒鹿角、当归、香附各一两五钱　川芎、炙附子、独活、干姜、川椒、杜仲、鳖甲、荜拨、草果仁、白芍各一两　生芪一两五钱

【制法】　用麻油三斤，将药炸枯，去渣，再熬至滴水成珠，入飞净黄丹一斤二两，再入后药。肉桂、沉香、丁香各三钱，共研细末，候油冷，加入搅匀成粑，重四、五两，候去火气，三日后方可摊贴。

【功用】　脾肾双补，肾阴阳同治。

【主治】　脾肾不足，肠胃功能失调。

【评议】　方中加荜茇、肉桂、沉香及丁香诸香窜药，助药渗入，达到保元固本之功效。

参桂鹿茸膏

【组成】　人参二两　附子二两　苁蓉二两　故纸二两　天麻子二两　杜仲一两　官桂一两　紫梢花一两　赤石脂一两　生地一两　续断一两　龙骨一两　蛇床子一两　大茴香一两　小茴香一两　鹿茸一两　牛膝一两　菟丝子一两　羊腰一对　甘草一两

【制法】　用香油八斤，熬枯去渣，入黄丹三斤；再加丁香、雄黄各三钱，肉桂五钱，麝香二钱。

【功用】　暖丹田，壮元阳，还元固本，却病延年，补命门之真火，疗气血之虚寒，强筋壮骨，益髓生精，流畅气血，培养精神。

【主治】　先天不足，后天失养，下元虚损，久无子嗣，精寒肾冷，下淋白浊，腰腿酸痛，步履艰难，及妇人气血亏损，子宫寒冷，久不受孕，屡经小产，一切虚寒之症，无不神效。

【评议】　民间认为常贴此膏者，气血充足，诸疾不生，妇人贴脐上，男

子贴左右肾俞穴、丹田穴。但尚需临床检验其效果。

暖 脐 膏

【组成】 生地、鹿角霜、鹿茸、肉桂、山萸肉、木香、锁阳、苁蓉、附子、菟丝子、紫梢花、五味子、杜仲、枸杞、吴茱萸、诃子、川椒、大茴香、蛇床子、莲须、母丁香、海马、故纸

【制法】 香油七斤，浸数日，熬去渣，再加鸦片四钱、没石子四钱、麝香四钱、硫黄四钱、龙骨四钱、赤石脂四钱、沉香四钱、阳起石四钱、乳香三钱、没药三钱、黄丹二钱、儿茶二钱，为末收膏。

【功用】 温补丹田，固本壮阳。

【主治】 下元虚冷，膀胱疝气。

【评议】 本方半数为温阳补肾之品，尤以鹿茸、海马等"血肉有情之品"增强补肾添精益髓之力。同时辅以山萸肉、生地、枸杞子等养阴补肾，《景岳全书》称："善补阳者，必于阴中求阳，则阳得阴助而生化无穷"，此方深得此意。《素问·生气通天论》谓："凡阴阳之要，阳密乃固。"故加诃子、莲须等涩药固守元气。本方之妙亦在加麝香、茴香、丁香、木香、乳香等芳香之药，使本方动静相宜，阴阳双补固涩，兼行气活血散寒。麝香、乳香等药物可以促进药物透皮吸收。鸦片为从罂粟未成熟果实提炼之物，宋代《太平惠民和剂局方》记载真人养脏汤中使用罂粟壳，治疗久泻久痢、脾肾虚寒之证，李时珍认为其能"治泻痢，脱肛不治，能涩丈夫精气"。

十香暖脐膏

【组成】 附子_二两_ 天麻子_二两_ 小茴香_二两_ 菟丝子_二两_ 川芎_二两_ 木香_一两_ 川乌_一两_ 草乌_一两_ 干姜_一两_ 白芷_一两_

【制法】 用香油五斤，熬枯去渣，入黄丹二斤，再入丁香、乳香、没药、肉桂各二钱、麝香五分。

【主治】 男妇虚劳百损，能暖腰肾，和血脉，通筋骨，贴之气血流通。治男妇阴寒肚痛，停食停饮，呕吐酸水。可治吐血，鼻衄便血，水泻痢疾，下坠脱肛，脾胃不和，肝气不舒，胃气疼痛，两胁膨胀，男子五淋白浊，偏坠疝气；妇人癥瘕劳病，经脉不调，红崩白带；小儿痞块疳积。又贴感冒风寒，能

发散风邪，调和五脏，流通关窍，能分阴阳。即无病之人，贴之亦能精神健壮，快膈宽胸，多进饮食，不生他病。

【评议】　本方以附子、川乌、草乌、肉桂、干姜等辛热燥烈之药温阳散寒通滞，又以麝香、乳香、丁香、茴香、木香等辛温芳香之品散寒通经活血，二者合用，具有较强的温阳散寒、活血通络之力。和暖脐膏相比，本膏温通之力更强，暖脐膏滋补之力更胜。《理瀹骈文》谓："外治之理即内治之理，外治之药亦即内治之药，所异者法耳。"即是说外用药物和内服药物的使用原则是一致的。合理使用中医外治法可以起到较好疗效，其优势为作用直接施于病变部位或相应穴位、减少服药的消化道反应。对于一些具有毒性的药物，外用是否可以减少其不良反应，如本方中的川乌、草乌、附子等，可以探讨。

乾　坤　膏

【组成】　当归四两　熟地四两　黄芪四两　党参四两　桂圆肉二两　杞子二两　升麻二两　苁蓉二两

【制法】　用水煎透，炼蜜收膏。

【主治】　荣卫虚弱，气血亏损，肌肉消瘦，倦怠嗜卧，肺虚气喘，饮食少思，颜色憔悴，洒洒恶寒，自汗盗汗，骨蒸劳热，寒热往来，常觉惊恐，男子遗精便血，妇人赤白带下。

【评议】　熟地与当归相配，一静一动，即可补益肝肾之阴，亦能养血活血；黄芪和党参相伍，不仅补益脾肺之气，更兼升阳固表；辅以枸杞、肉苁蓉，以滋补肝肾，阴阳双补；加桂圆肉以补心脾、益气血，《滇南本草》谓可"益血安神，长智敛汗，开胃益脾"，适合心脾两虚所致之惊恐失眠等症。佐以升麻升举阳气，则气血得补、元气乃升。本方和李东垣之补中益气汤有类似之处，均以甘温之药补益气血，再辅以升阳之品。所异者，清代王子接于《绛雪园古方选注》中言"东垣以后天立论，从《内经》劳者温之，损者益之"，而本方补益五脏，阴阳双补，更制成膏剂，适宜五脏虚损、气血亏虚之人缓图治本。

五　味　子　膏

【组成】　五味子八两

【制法】　水洗净，浸半日，煮烂滤去滓，再熬似饴，少兑蜂蜜收膏。

【功用】　敛肺滋肾，生津敛汗，涩精止泻。

【评议】　五味子性温，味酸、甘，入肺、肾二经，功能敛肺滋肾，生津敛汗，涩精止泻。单用有收敛及补益作用，《本经》列为上品，谓其能"主益气咳逆上气，劳伤羸瘦，补不足，强阴，益男子精。"《千金方》杂补方三十首，用之者有十六首，孙思邈称："五月常服五味子以补五脏气"，"六月常服五味子，以益肺金之气；在上则滋源，在下则补肾。"皆推崇其补益作用。据近代药理研究，五味子对中枢神经系统功能有调整作用，北五味子与人参相似，还有助于心脏功能，对循环衰竭者合人参、麦冬有调节或升压作用。现代用五味子酊、五味子糖浆等制剂，治神经衰弱失眠症颇有效。

涌　泉　膏

【组成】　大海龙一对　雄黑雌黄，长尺余者佳，无则用海马亦可，终不如海龙之妙

生附子一个　重一两五分，切去芦头，用童便、甘草水各浸一日，洗净

锁阳三钱　零陵香三钱　穿山甲三钱，要大片

【制法】　香油一斤四两，浸药三五七日，熬枯去渣，每油一斤加黄丹六两五钱，再熬，下阳起石、麝香各五钱，冬虫夏草、人参、川椒、母丁香各三钱，共为细末，搅匀收膏，埋土内七日，摊如钱大，贴两足心，十日一换，不可间断，此膏五十内外岁贴之神效，若少年无病者贴之，足心作痒起泡，反无益也。

【主治】　男妇下元虚损，五劳七伤，咳嗽痰喘气急，左瘫右痪，手足麻木，遍身筋骨疼痛，腰脚软弱，肚腹受寒，男子遗精白浊，女人赤白带下等证。

益　寿　膏

【组成】　附子三两　肉桂三两　法半夏一两　陈皮一两　羊腰三对　虎骨八两　吴茱萸一两，盐水炒　川椒一两　白附子一两　小茴香一两　白术二两　苍术二两　川芎一两五钱　杜仲四两，盐水炒　续断二两　巴戟天二两　艾绒一两　当归三两，酒洗　破骨脂二两　生香附一两五钱　黄芪一两五钱　党参一两五钱　炙香附一两五钱　酒芍一两　五加皮一两五钱　益智一两　蒺藜一两五钱　川楝二两　桂枝一两　天生磺三两，飞好　干鹿尾三条　胡芦巴二两　川乌一两　鹿角八两　云苓二两　川草薢一两　肉豆蔻一两五钱　菟丝一两　干姜一两　茵

陈_{一两}　胡桃仁_{二两}　公丁香_{一两}　生姜_{三两}　五味_{一两}　枸杞_{一两}　大葱头_{三两}　缩砂仁_{一两}　甘草_{一两}

【制法】　用麻油十五斤，炸枯药，去渣，熬至滴水成珠，入飞净黄丹五斤十两。

【功用】　补肾气，壮元阳，强筋骨。

【主治】　男妇诸虚百损，五劳七伤，腰膝痿软，步履艰难，小肠疝气，男子遗精白浊，妇人赤白带下，月经不调。老年无嗣，中年阳痿等证。

【评议】　此方药味较多，竟达五十，而其中又以温阳补肾药居多，可谓方大力专。《素问·生气通天论》曰："阳气者，若天与日……"、"阴阳之要，阳密乃固"，十分强调阳气在人体的作用。至于肾气，历来为医家所宝，称肾为先天，肾阴肾阳又称元阴元阳。因而培补肾元，可以强身。参阅光绪十三年闰四月二十日清宫御医李德昌据李鸿藻所拟之延年益寿膏用法，知其为贴腰间、贴脐穴。通常用治腰痛、腹痛及妇人经带病。

河 车 膏

【组成】　党参_{二两}　生地_{二两}　枸杞_{二两}　当归_{二两}　紫河车_{一具}

【制法】　用水煎透，炼蜜收膏。

【主治】　男妇诸虚百损，五劳七伤；或由先天秉受不足，元气虚弱，动转多病，不耐劳苦。男子肾虚阳痿，精乏无嗣；妇人子宫虚冷，屡经坠落，不成孕育，并皆治之。

【评议】　据称每早用黄酒冲服三五茶匙，可以强身。

千金保胎膏

【组成】　桑寄生_{一两}　当归_{一两}　砂壳_{一两}　熟地_{一两}　白芍_{一两}　蕲艾_{一两}　蒲黄_{一两}　黄芪_{一两}　甘草_{一两}　川芎_{一两}　阿胶_{一两}　益母草_{一两}　条芩_{一两}

【制法】　用香油四斤，熬药枯色去渣，入黄丹一斤八两，成膏。

【功用】　保固本元，充实血海，温暖子宫，安胎种子，大有生生化育之功，永无坠堕之患。

【主治】　妊娠脾胃虚弱，气血不足，诸虚百损，子宫虚冷，腿腰酸痛，胁肋胀郁，面色萎黄，四肢浮肿，腹疼痛时常见血，三四月内血不能养胎，屡经小产；并经后失期，行经作痛，赤白带下，崩漏不止，气逆血块，白浊白淫，久不孕育者，可考虑试用。

【评议】 妊娠病常见的发病机理多与肾气亏虚、气血不足、血热、血瘀等相关。本方以桑寄生配熟地补肾安胎，四物汤配阿胶、蒲黄、益母草养血活血安胎，黄芪甘草补中益气安胎，配砂仁、蕲艾理气温经安胎，黄芩清热燥湿安胎。全方补益脾肾、养血活血、理气清热，适应范围较广。传统认为可保胎种子，并可用于治疗月经后期、反复流产、痛经、崩漏、带下等病。

益 母 草 膏

方一

【组成】 益母草八十两 生地一两 白芍一两五钱 当归二两 川芎一两五钱

【制法】 用水煎透，炼蜜收膏。

【功用】 顺气和血，养肝益心，安魂定魄，调经种子。

【主治】 胎漏产难，胎衣不下，血晕、血风、血漏，崩中漏下，尿血泻血，治妇女产后诸疾。

方二

【组成】 益母草不拘多少，每草十斤

【制法】 除去粗梗，用嫩者，熬至净汁一斤，加白蜜收之。

【功用】 活血破血，调经解毒。

【主治】 胎前产后，一切血证。

【评议】 此草一名贞蔚，一名野天麻，其功专于妇人，及明目益精，故有益母之称，其性微辛苦寒，入手足厥阴，消水行血。去瘀生新，为经产良药。今制为膏，专治胎前产后血证。

神效龟龄益寿膏

【组成】 菟丝子酒洗 牛膝酒洗 木鳖子 熟地 肉苁蓉 川断酒洗 蛇床子酒洗 鹿茸、大附子童便炙酥,酒洗 生地酒洗 虎腿骨醋炙 官桂 紫梢花 杏仁去皮尖 谷精草酒洗

【制法】　以上十五味各三钱，或各一两，用油二斤四两，将药入油熬枯，滤去渣，熬至滴水成珠，下：松香四两，黄丹八两，硫黄三钱，雄黄三钱，龙骨三钱，蛤蚧一对，乳香三钱，没药三钱，赤石脂三钱，沉香三钱，鸦片三钱，母丁香三钱，麝香三钱，木香三钱，真阳起石三钱，蟾酥三钱，共为细末，诸药下完，不住手搅，入磁罐内，下井中浸三日或五日，去火毒方可用。

【功用】　固玉池，真精不泄，灵龟不死，通二十四道血脉，镇三十六道骨节，气血流畅，精髓充满，保固下元，全形固本，如海之常盈，通三关，壮五脏。

【主治】　下元虚冷，诸虚百损，五劳七伤，阳痿不举，举不坚固，久无子嗣，下淋白浊，小肠疝气，遗精盗汗，手足顽麻，半身不遂，单腹胀满，腰腿疼痛。脾胃虚弱，经水不调，赤白带下，气血虚亏，久不孕育，干血劳瘵，或系屡经小产。

毓麟固本膏

【组成】　杜仲、熟地、附子、苁蓉、牛膝、故纸、续断、官桂、甘草各四两 生地、大茴香、小茴香、菟丝子、蛇床子、天麻子、紫梢花、鹿角各一两五钱　羊腰一对　赤石脂、龙骨各一两

【制法】　用香油八斤，熬枯去渣，用黄丹四十八两，再入雄黄、丁香、沉香、木香、乳香、没药各一两，麝香三分，阳起石五分。

【功用】　补肾固精，温经散寒。

【主治】　阳痿。

【评议】　本方功用，按太医院配本述"种子之功，百胜百效"。又称："男妇如能常贴此膏者，气血充足，容颜光彩，诸疾不生，乌须黑发，固精种子"。其用法是："妇人贴脐上，男子贴左右肾俞穴各一张，丹田穴一张，用汗巾缚住，勿令走动，半月一换。"尚谓"此膏终身永贴者，体健身轻，返老还童"，或属言过，但从其方药组成分析，似有补肾固精，温经散寒之功效。按男子不育，不外无精子或阳痿早泄，或精子清冷（过少或发育不良）等原因，据光绪三十三年脉案载，"遗精之病将二十年，每月必发十数次"，"且有无梦不举即自遗泄之时，精液愈泄愈稀，下部久已虚冷"等语，推测本方之所谓"种子"之功效，主要在于温其肾，固其精，冀阳痿得瘥，肾精得充，而达毓麟之目的。

固 本 膏

【组成】 淫羊藿二两,香油炙　　石燕五钱,酒浸　　锁阳二两,酒炙　　金樱子二两,酒炒　　牛膝二两,酒炒　　肉苁蓉二两,酒洗　　故纸二两,盐炒　　杜仲二两,酒炒　　制附五钱　　甘遂二两　　蛤蚧一对　　煅阳起石五钱　　覆盆子二两,酒煮　　蚯蚓一对　　麝香三钱　　血余三钱　　生甘草五钱

【制法】 上药用香油五斤,将药浸入,春五日,夏三日,秋七日,冬十日,再加柳、桃、桑、榆、杏、梅、槐枝各七寸,铜锅熬枯去渣,再熬,下黄腊二两,黄丹二斤,收膏,入水撤去火毒,盛坛内,埋土中,七日取出,摊用。

【评议】 此膏功用主治大致同毓麟固本膏。

封脐广嗣膏

【组成】 紫梢花二钱　　木荆子二钱　　杏仁二钱　　远志二钱　　川牛膝二钱　　虎胫骨二钱　　川断二钱　　熟地二钱　　苁蓉二钱　　鹿茸二钱　　蛇床子二钱　　天门冬二钱　　生地二钱　　川楝子二钱　　豆蔻二钱　　官桂二钱　　附子二钱　　谷精草二钱

【制法】 香油二斤,熬去渣,入东丹一斤,再加雄黄、龙骨、石脂、沉香、丁香、蟾酥、阿芙蓉各五钱,乳香、没药、阳起石各一钱,以上共为细末,入膏内,熬至滴水成珠,加黄蜡五钱,收膏,用红绢摊贴。

【功用】 滋阴补肾,强阳广嗣。

【主治】 一切真元亏损,囊冷遗淋,头沉腰倭,及肾虚遗精,阳痿精滑等证。

【评议】 本膏方近三十味药,半数以上为补肾填精、阴阳双补之品。真元亏虚之人往往久病体弱,常伴有气化不利、血脉瘀滞、虚火上炎、心肾不交、心神不宁等证。故加用杏仁、木荆子降肺下气;乳香、没药活血通经;谷精草、川楝子清火疏肝;远志、龙骨安神定志、交通心肾。本方重在治疗男性性功能不全,故名"封脐广嗣膏"。

益寿比天膏

┌ ─ ─ ─ ─ ┐
│ 方一 │
└ ─ ─ ─ ─ ┘

【组成】 鹿茸一两　　虎骨一两　　远志一两　　牛膝一两　　紫梢花一两　　川续断一两

菟丝子_{一两}　蛇床_{一两}　天冬_{一两}　川椒_{一两}　生地_{一两}　熟地_{一两}　苁蓉_{一两}　川楝_{一两}
川附_{一两}　杏仁_{一两}　官桂_{一两}　锁阳_{一两}　甘草_{一两}

【制法】　香油五斤，煎好。下黄丹八两，黄香四两，柳条不住手搅。再下：

雌黄_{二钱}　硫黄_{二钱}　龙骨_{二钱}　木香_{二钱}　乳香_{二钱}　鸦片_{二钱}

共研细面，兑匀，入黄蜡五钱成膏。

【功用】　温阳补虚，壮骨强筋。

【主治】　此膏专贴男妇诸虚百损、五劳七伤，腰膝痿软，步履艰难，小肠疝气，男子遗精白浊，妇人赤白带下，月经不调。老年无嗣，中年阳痿。

【评议】　原方中称，久贴则气血双补，阴阳俱合，填精益髓，大兴阳道。能强腰壮肾，暖丹田，育麟种子，滋补下元，除风湿瘫痪之证。

方二

【组成】　牛膝_{一两}　杜仲_{一两}　虎骨_{一两，制}　木鳖子_{一两}　蛇床子_{一两}　肉豆蔻_{一两}　菟丝子_{一两}　紫梢花_{一两}　续断_{一两}　山甲_{一两}　远志_{一两}　天麻子_{一两}　鹿茸_{一两}　苁蓉_{一两}　生地_{一两}　熟地_{一两}　官桂_{一两}　川楝子_{一两}　山萸肉_{一两}　巴戟_{一两}　故纸_{一两}　海蛆_{五钱}　甘草_{二两}　桑枝_{七寸}　槐枝_{七寸}　香油_{六斤}

【制法】　浸一夜，慢火炸至黑色。每净油一斤，入黄丹六两五钱，用柳棍不停顿地搅，再下黄丹、雄黄、龙骨、赤石脂各二钱，母丁香、沉香、木香、乳香、没药、阳起石、麝香各四钱，黄蜡五钱。

【功用】　温补元阳，填补真精，强壮腰脊。

【主治】　下元虚冷，五劳七伤，半身不遂；或下部痿软，脚膝酸麻，阳事不举，夜梦遗精；妇女赤白带下，砂淋血崩等症。

【评议】　此药能滋精补髓，保固肾精不泄，助元阳，润肌肤，壮筋骨，理腰膝，故有健身益寿之效。每用二张，贴二腰眼上，或贴脐上一张亦可，每贴一次半月一换。

千金封脐膏

【组成】　肉桂_{三钱}　熟地_{三钱}　川附子_{三钱}　金樱子_{三钱}　当归_{三钱}　甘草_{三钱}

巴戟_{三钱} 杜仲_{三钱} 干姜_{三钱} 胡椒_{三钱} 淫羊霍_{三钱} 独活_{三钱} 萆薢_{三钱} 海马_{二钱}
鹿茸_{二钱}

【制法】 用香油一斤八两，将前药熬枯去渣，入黄丹十二两，收成膏；再入麝香、冰片各四分，儿茶、硫黄各二钱，研细末入之。

【功用】 补虚损、固下元、通三关、壮五脏，有返老还童，益寿延年之妙。

【主治】 男子下淋精滑，肾虚盗汗；兼治小肠疝气，单腹胀满，并一切腰腿骨节疼痛；妇人子宫虚冷，久不受孕，赤白带下，产后肠风。

【评议】 根据本方组成，考虑其适宜命门火衰，精气亏虚之证。《内经》有"形不足者，温之以气；精不足者，补之以味"之论。本方用大剂温阳补肾、填精益髓之品，佐以麝香、冰片芳香走窜，似望可促药经皮吸收。

方二

【组成】 生附_{一两} 川椒_{五钱} 荜澄茄_{五钱} 干姜_{三钱} 独头蒜_{九个} 川乌_{三钱}
草乌_{三钱} 山甲_{三钱} 木香_{三钱} 乌药_{三钱} 两头尖_{三钱} 肉桂_{三钱} 元胡_{五钱} 海马_{一对}
胡椒_{四十九粒}

【制法】 香油一斤八两，熬至药枯为度。去渣，加黄丹九两。再用麝香五分，冰片五分，蟾酥一钱五分，母丁香一钱五分，雄黄一钱，阿魏一钱，乳香一钱，没药一钱，共为面，入油内收膏。

【功用】 补虚损，固下元，通三关，壮五脏，有返老还童之功，益寿延年之妙。

【主治】 男子下淋精滑，肾虚盗汗，兼治小肠疝气，单腹胀满，并一切腰腿疼痛，妇人子宫虚冷，久不受孕，赤白带下，产后肠风等证。

【评议】 与上方相比，本方减少益精填髓之药，增辛温燥烈、活血化瘀之药，具有更强的温阳散寒、通络活血止痛之效。适用于脾肾阳虚、寒凝血瘀之证。

第七章　治皮肤病膏方

蓖麻子膏

【组成】　蓖麻子_{一两}

【制法】　去皮捣泥，摊布光上，贴面跳动之处，或掺于大肥皂内贴之亦可。

【功用】　消肿拔毒。

【主治】　痈疽肿毒。

【评议】　正容膏中亦用蓖麻子，但伍有冰片，此方仅用蓖麻子。按蓖麻子多作外治用，捣敷或调敷，消肿拔毒，治痈疽肿毒，更治手臂风疾，《本草纲目》录有验案。

消　痰　膏

【组成】　皂荚_{四两,全打碎}　当归_{八两,切香}　白芷_{十六两,切片}　左秦艽_{十六两,切片打}

升麻_{十六两,切片打}

【制法】　用大麻油十一斤，浸三日。文火熬枯，滤净渣，筛净。黄丹五十两，至滴水成珠，再入净乳香、净没药、生南星、生半夏各四两，须研极细，筛净搅和。再入肉桂四两为末，离火，入上好麝香五钱，和为膏。或膏中不用麝香，临用时每张加麝香三厘。孕妇忌用麝香膏。药用厚油纸摊。

【主治】　荣卫不和、无名肿毒及痰咳流注等症。

白　玉　膏

【组成】　象皮_{三钱}　川椒_{三钱}　白及_{三钱}　龙骨_{三钱}　官粉_{四两}　白占_{四两}

【制法】　用香油十二两，熬去渣，入鸡子清三个，熬成膏。

【功用】　长肉生肌，收口之功。

【主治】　诸般疮疡、结毒、粉毒、疳蛀、臁疮、痈疽、顽疮，疔黑紫腐，久不收口，臭烂不愈。

【评议】　每用少许，摊黑膏中心，或摊净绵上，贴患处，疔腐可化。

┌─────┐
│ 方二 │
└─────┘

【组成】　轻粉一两　杭粉一两　白及五钱　白蔹五钱　白芷五钱　樟冰二钱　白蜡五钱

【制法】　将前六味共研极细末，用公猪油五两，同白蜡化开，入群药末，和匀成膏。

【功用】　去腐生肌长肉。

【主治】　诸般疮疡结毒粉毒，痈疽顽疮，疔黑紫腐，久不收口，并敷冻裂大小诸疮。

【评议】　倘年老气血虚者，服十全大补汤一、二服尤好。

┌─────┐
│ 方三 │
└─────┘

【组成】　定儿粉一两　黄蜡一两五钱　香油四两　硼砂二钱　好冰片五钱

【制法】　共熬成膏。

【主治】　诸般疮疡结毒、粉毒、痈疽、顽疮、疔黑紫腐，久不收口，臭烂不愈者，用之可望取效。

冲 和 膏

【组成】　紫荆皮　乳香　甘草　杭白芷　没药

【制法】　各等分，共研极细面。

【功用】　清热除湿，活血化瘀。

【主治】　外治痈肿，内治湿痹。

【评议】　凡痈疡之证，似溃非溃，介于半阴半阳者咸宜。宫中此方与《外科正宗》冲和膏不同，无独活、赤芍、菖蒲，而用乳香、没药、甘草，除湿之力轻，而活血通络之力重，是其特点。方中紫荆皮，药理实验表明对葡萄球菌、京科68-1病毒有抑制作用，对风寒湿痹、妇女经闭、疮癣痈肿、跌扑损伤,均有一定疗效。光绪帝用此,研极细面,便于外涂治皮肤疮疡。

膏子药

【组成】 法夏_{四钱} 白芷_{五钱} 白芍_{四钱} 白占_{二钱} 脂油_{八两} 银朱_{一两}

【制法】 共为细末。

【功用】 化腐生新。

【主治】 治一切疮疡溃后,不得正脓。

红膏药

【组成】 银珠_{一钱} 麻仁_{二钱} 嫩松香_{五钱} 黄丹_{一钱,飞} 轻粉_{五分}

【制法】 共捣成膏,先用银针挑破疔头,用此药黄豆大,放膏药中心,贴之,可拔疔根。

【主治】 解毒消肿止痛。

【评议】 治疗疮疡子及无名肿毒,并铜铁竹木瓦石入疮入肉。

红玉膏

方一

【组成】 当归_{一两} 红花_{三钱} 赤芍_{三钱} 白及_{三钱} 防风_{三钱}

【制法】 用香油一斤,同上药共煎,煎枯去渣,入黄蜡二两,再入银朱一两,乳香五钱。

【功用】 去腐生肌,定痛化虫,止痒消肿,化疔解毒。

【主治】 杨梅顽疮,结毒臁疮。

方二

【组成】 当归_{一两} 红花_{三钱} 赤芍_{三钱} 白芨_{三钱} 白芷_{三钱} 防风_{三钱}

【制法】 用香油一斤,煎枯去渣,入黄蜡二两,再入银朱一两、乳香五钱。

【功用】 去腐生肌,定痛化虫,止痒消肿,化疔解毒。

【主治】　梅疮顽疮，结毒臁疮，不论大小诸毒，通用此药。

◆ 方三 ◆

【组成】　鸡蛋_{二个}　血余_{三钱}　槐枝_{十三寸,重五钱}

【制法】　用香油四两，将上三味炸至枯焦浮起，用绢滤净渣，入锅熬至滴水成珠，加黄丹二两，再熬片刻，离火，下黄蜡二两，俟溶化搅匀收膏。

【功用】　去腐生肌，定痛消肿止痒，化疗解毒。

【主治】　梅疮顽疮，结毒臁疮，不论大小，诸毒通用。

【评议】　每用少许，摊黑膏药中心，或摊纸上，贴患处。有疗者一日一换，无疗者三日一换。

◆ 方四 ◆

【组成】　香油_{四两}　鸡蛋_{四个}　黄腊_{二两}　血余_{三钱}　槐枝_{十三寸,重五钱}　黄丹_{二两}

【制法】　共熬成膏。

【功用】　去腐生肌，定痛消肿止痒，化疗解毒。

【主治】　梅疮顽疮，结毒臁疮，不论大小，诸毒通用。

【评议】　每用少许摊黑膏中心，或摊纸上，贴患处。有疗者一日一换，无疗者三日一换，其效较好。

黄　龙　膏

【组成】　当归_{一两}　大黄_{一两}　黄柏_{一两}　生栀子_{一两}　黄芩_{一两}

【制法】　香油一斤，将群药熬至黄色去渣，入黄占（丹）四两，和匀收之。

【功用】　去腐生肌长肉。

【主治】　诸般疮毒、痈毒疗毒，一切无名肿毒，及瘰疬臁疮，跌打损伤杖伤，冻裂诸疮，溃烂如盘。

【评议】　倘遇虚弱年老之人，服大补气血之药助之尤好。

黄　玉　膏

【组成】　脂油_{四两}　黄蜡_{一两}　白蜡_{五钱}　乳香_{一钱}　没药_{一两}　黄柏_{五钱,为极细末}

潮脑_{一钱}　冰片_{一钱}

【制法】　先将脂油化开，再入蜡与乳没，溶化。少顷离火，下黄柏、潮脑、冰片，搅匀成膏，罐内收藏。

【功用】　清热解毒，消肿定痛，化腐生肌。

【主治】　诸般疮疡，其色紫黑肿痛，腐烂不愈，或不生脓，或不收口，疼痛不止者。

【评议】　此主治诸证皆毒盛火盛之所致。治以清热解毒，化瘀活血，消肿定痛，化腐生肌。每用少许，摊黑膏药中心，或摊净棉纸上，贴患处，当有效。

加味黄玉膏

【组成】　乳香_{二钱}　黄柏_{三钱}　川黄连_{一钱}　白僵蚕_{三钱}　香白芷_{三钱}　槐枝_{三钱}　白鲜皮_{三钱}　生甘草_{一钱五分}

【制法】　共以香油三两，脂油四两，将药炸枯，滤去药渣，兑猪胆汁三钱，熬化，再入梅花冰片八分，共合为膏。

【功用】　清热解毒，燥湿止痒。

【主治】　痘疮，皮肤疮疡。

【评议】　黄玉膏不见一般方书，此为宫中秘方。同治十三年十一月十五日，正是同治皇帝天花喜差之时，此膏恐专为痘疮所拟，故以清热燥湿、解毒止痒之药成方。后移治西太后皮肤疮疡，亦当有效。

鲫 鱼 膏

【组成】　干蟾_{二个}　蓖麻子_{二两}　乳香_{一两}　没药_{一两}　鲫鱼_{二尾}　山甲_{二两}　草节_{一两}　桃枝_{十寸}　槐枝_{十寸}　榆枝_{十寸}　巴豆_{一两}　土贝母_{二两}　柳枝_{十寸}　桑枝_{十寸}　官粉_{二斤}

【制法】　香油二斤，将药熬枯去渣，滴水成珠，入官粉乳没末收膏。一方巴豆_{六两}　麻子_{六两}　香油_{半斤}　虾蟆_{两个，每个衙人发一团}　活鲫鱼_{五条}。

【功用】　拔毒排脓，生肌收敛。

【主治】　痈疽发背，对口疔毒，乳痈乳岩，湿痰流注，积年痔漏，附骨疽疮，鱼口便毒，杨梅结毒，日久顽疮，疥疮棒疮，臁疮冻疮。

夹 纸 膏

【组成】　狼毒_二两_　生南星_二两_　广胶_四两_

【制法】　用广胶熬水，将药面入胶内搅匀，刷三合油纸上，晾干。

【主治】　皮肤疮肿疼痛，日流黄水，疴痒不已。

【评议】　凡夏月蚊虫咬破，指甲搔去油皮疼痛难忍者，每用一片，古典用唾津少湿，贴于患处。

灵 异 膏

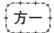

【组成】　郁金_二两_　甘草_二两_　生地_四两_

【制法】　用香油一斤，熬透去渣，加黄丹八两，后入黄蜡三两。

【功用】　败毒清热，消肿止痛。

【主治】　杖疮烫火疮，一切疮毒，不论已溃未溃，肉虽伤而未坏者，用之自愈；肉已腐而用之自溃。

【评议】　若杖疮内有瘀血者，涂以此药，可望有效。

方二

【组成】　甘草_二两_　香油_一斤_

【制法】　同熬枯去渣，加脂油四两，黄蜡四两，再熬，加郁金四两，生地四两。

【主治】　疮疡。

【评议】　跌打损伤皮肉溃烂而成疮及妇人乳头因小儿吮破而成疮者，并皆可用。

硇 砂 膏

【组成】　大黄_五钱_　黄柏_五钱_　黄芩_五钱_　千金子_五钱_　当归_五钱_　桃仁_五钱_　红花_五钱_　羌活_五钱_　麻黄_五钱_　细辛_五钱_　牙皂_五钱_　乌药_五钱_　花粉_五钱_　银花_五钱_　连

翘_{五钱}　山甲_{五钱}　防风_{五钱}　草乌_{五钱}　巴豆_{三钱}　白及_{三钱}　血余_{三钱}　蜈蚣_{十条}

【制法】　用香油三斤八两，熬枯去渣，入黄丹二十一两，再入乳香、没药、血竭各四钱，硇砂五钱。

【功用】　解毒消肿，化腐生肌。

【主治】　大小诸毒，恶疮破溃。

【评议】　不论大小诸毒，恶疮破溃，俱用此膏贴之。初起一日换一帖，将收口时不宜常换。此膏大能解毒消肿，化腐生肌，未破者即消；已破者易敛。即偏正头疼，并皆可用。

神效硇砂膏

【组成】　象牙_{一两三钱}　生山栀_{一两八钱}　红硇砂_{六钱}　血竭_{三钱}　儿茶_{四钱}　穿山甲_{一两二钱}　男头发_{三两四钱}　桑、槐、桃、柳、杏_{五样嫩枝各五尺，切粗片}

【制法】　用麻油三斤，先将五枝煎枯捞出，次入象牙、山甲、山栀、头发煎枯，滤出药渣，复入锅内，慢火煎熬，倾入黄丹二十一两，急搅匀，熬至滴水成珠，退火待凉，入硇砂、血竭、儿茶，搅匀收之。

【功用】　解毒消肿，溃腐生肌。

【主治】　大小诸毒，痈疽疔疮，一切疑难恶证，发背砍头疮，鼠疮瘰疮，痔疮胯痈，海底漏，汤火冻疮，又贴妇人奶疮，小儿牙腐穿腮漏，已破未破俱无不可。

【评议】　初起者日换一帖，收口者不宜常换。又贴太阳穴，能治偏脑头疼，害眼等证。此膏大能解毒消肿，溃腐生肌。未破者即消，已破者易敛，功效为好，膏有大小，量其疮口贴之。

绿膏药

【组成】　松香_{一斤，入葱管内煮两日夜，冰水扯拔，去葱不用，共七次为度}　铜绿_{四两}　香油_{四两}

【制法】　以次熬膏，离火加冰片二三厘。

【功用】　生肌祛腐，清热止痛。

【主治】　顽疮、杖疮，一切无名肿毒，未成已破者。

【评议】　此方又名紫霞膏，不论已成未破，皆可贴之。

绿 蜡 膏

【组成】 黄蜡_{六钱} 白蜡_{四钱} 铜绿_{五钱} 香油_{二两}

【制法】 熬膏收之。

【主治】 已破疮疡肿毒，日久不愈。

绿 云 膏

【组成】 香油_{三两,用麻仁四十九粒入油,熬枯去麻仁,滤净贴之不疼} 松香_{八两,入葱管煮拔七次为度} 铜绿_{二两,研细} 大猪胆汁_{三个}

【制法】 先将松香入油熔化，再下各药，熬匀，捣千余下，放水中，用手扯拔，愈扯愈绿，收之。

【功用】 拔脓散毒，消肿止痛。

【主治】 鳝拱头，时发时愈，疔疮已破及无名肿毒。

白 药 膏

【组成】 甘石

【制法】 炭火烧三五柱香，研末摊地上，一日冷透，用生猪板油捣和成膏。

【功用】 收敛生肌，护肤。

【主治】 疮疡久不收口，脓水淋漓。

【评议】 炉甘石有解毒防腐作用，现代研究证明，此药为中度防腐收敛保护剂，可用治皮肤炎症和表面创伤。

瘰疬千捶膏

【组成】 松香_{一斤} 乳香_{七钱五分} 没药_{七钱五分} 杏仁_{六十六个} 麝香_{一分} 轻粉_{一钱五分} 天麻_{一两} 阿魏_{二钱} 铜绿_{七钱五分}

【制法】 共研细末，捣成膏。

【功用】 拔毒消肿，敛脓生肌。

【主治】　瘰疬。

【评议】　瘰疬者，即今所谓结核。或在耳前，或在耳后，延及颈项，下连缺盆，累累联结，皆为瘰疬。此病起于少阳一经，因风因热，日久流注，以致气血两虚，怀抱抑郁，饮食少思，或日晡发热，或溃而不敛者，用此膏贴之，数日一换。可望拔毒消肿，敛脓生肌，瘰疬中圣药也。戒愤怒、忧思，忌烟、酒、厚味等物。

千　捶　膏

【组成】　乳香三钱　没药三钱　松香三钱　儿茶三钱　铜绿三钱　蓖麻子一两

【制法】　共研细末，捣成膏。

【功用】　拔毒消肿，敛脓生肌。

【主治】　瘰疬。

面药捣膏方

方一

【组成】　大枫子六钱,肉　枯矾三钱　青黛三钱　雄黄二钱　樟脑二钱　蛤粉三钱

【制法】　共为细末，加去皮核桃仁四钱、食盐四钱，用猪油捣膏。

【功用】　清热燥湿解毒。

【评议】　此方清热燥湿解毒，以大枫子为主药，实验证明大枫子水浸剂（1∶2）在试管内对小芽孢癣菌有抑制作用，对癣病，甚至神经性皮炎均有效。

方二

【组成】　大枫子六钱,肉　雄黄二钱　樟脑二钱　风化硝三钱　枯矾二钱　蛤粉三钱　密陀僧三钱　食盐二钱

【制法】　共研细末，用猪油捣膏。

【功用】　清热燥湿解毒。

【评议】　本方较前方加用密陀僧及食盐，前者可治湿疹、狐臭、脚气等病，实验表明密陀僧对足跖毛癣菌、趾间毛癣菌、絮状表皮癣菌等多种皮肤真菌有不同程度的抑制作用，外用可减轻炎症。

摩 风 膏

【组成】 麻黄_{五钱} 羌活_{一两} 升麻_{二钱} 白檀香_{一钱} 白及_{一钱} 防风_{一钱}
归身_{一钱}

【制法】 香油五两，泡药五日，慢火熬去渣，滤净，加黄蜡五钱收之。

【主治】 面上或身上风热浮肿，痒如虫行，肌肤干燥，时起白屑，次后极痒，抓破时流黄水，或破烂见血，疼楚难堪。

墨 玉 膏

【组成】 全当归_{三钱} 白丁香_{二钱} 苍术_{三钱} 红花_{二钱} 乳香末_{三钱} 没药末_{三钱} 血竭末_{二钱} 香油_{半斤} 官粉_{一匣} 白烛_{四两} 素烛油_{四两}

【制法】 先将香油入锅内，煎药渣枯，去渣后将药末、官粉、素烛油、白烛同入锅内，熬至其色黑为度成膏。

【功用】 止痛，化毒生肌。

【主治】 一切无名肿毒溃破者俱效，或湿毒疙瘩上之亦好，初起者上之能消，已破者能化毒化腐生肌。或暑毒疙瘩、臁疮脚气，脚缝作痒作痛浸水，难以着地者，上之俱能消肿止痛。妇人乳疮已破，小儿胎毒痘后余毒，一切汤火烫伤。

【评议】 方中当归、红花、乳香、没药、血竭等药活血散瘀止痛，止血敛疮生肌；丁香煎剂对多种细菌、真菌等均有抑制或杀灭作用；苍术燥湿消肿。此药上之，先能止痛，后能化毒生肌。

清热和血化毒膏

【组成】 乳香_{五分} 苍耳子_{五分} 甘草_{五分} 冰片_{少许}

【制法】 加入黄连膏二钱，共捣烂合膏。

【功用】 清热和血化毒。

【主治】 皮肤疮疡。

【评议】 本方用黄连清热，乳香和血。而苍耳子功能祛风化湿，内服或外用又可治皮肤痒疹及麻风等病，民间用之捣烂外敷治湿毒疮疡与蜂刺虫咬，说明有解毒作用，实验证明对金黄色葡萄球菌有抑制作用，是此方要药。

清润黄连膏

【组成】　黄连一钱五分　当归尾三钱　生地三钱　黄柏三钱　姜黄片二钱　生石膏三钱　薄荷一钱

【制法】　水熬滤去渣，兑冰片二分，少兑炼蜜为膏。

【功用】　清热解毒，消疮散风。

【主治】　鼻窍生疮，干燥疼痛，皮肤风毒痒疹。

【评议】　原方用治鼻窍生疮，干燥疼痛，皮肤风毒痒疹等症，效果甚好。加入石膏清肺胃之热，薄荷散头目之风，合以成膏，外擦患处，清热解毒，消疮散风之力尤佳。

神 灵 膏

【组成】　金线重楼一两　锦地罗一两　黑三七二两　金银花一两　紫花地丁一两　干蟾五个

【制法】　用香油二斤二两，入铁锅内先熬，用柳条搅半柱香，入前药六味，熬焦去渣净，入蜜陀僧末一斤，再熬至滴水成珠，离火再搅，俟滚退一多半，加入牛黄末二钱、枯白矾末二钱，冷定入水内，浸一日。

【功用】　清热解毒去腐生肌。

【主治】　湿痰流注及疣子拔毒。

神 应 膏

【组成】　香油一斤　乱铁线一圆如鸡子大　杏仁一两　黄芪七钱半　元胡五钱　子蜂房一两　蛇蜕五钱　炒黄丹五钱

【制法】　香油一斤，乱铁线一圆如鸡子大，于窑中文武火熬至铁线枯，入杏仁一两，再熬枯黑，滤去渣，入黄芪七钱半、元胡五钱，熬一二时住火，候火力稍息，入带子蜂房一两、蛇蜕五钱，用柳枝不住手搅，慢火熬枯黑去渣，入黄丹（炒）五钱，熬至滴水成珠为度。

【主治】 诸般恶疮疖毒。

┌─────┐
│ 方二 │
└─────┘

【组成】 穿山甲、川芎、木鳖子、大黄、生地、熟地、白及、赤芍、玄参、当归、白芷梢、天冬、麦冬_{各三钱} 血余_{一团} 香油_{二斤}

【制法】 以上药味入油内熬枯去渣，入飞过黄丹一斤，离火入油内，后下细药。乳香、没药、儿茶各三钱三分，潮脑五钱，每料得膏二斤五两三钱九分。

【主治】 一切痈疽疮疡疔毒等症。

生 肌 膏

┌─────┐
│ 方一 │
└─────┘

【组成】 官桂_{二两} 阿魏_{八钱} 乳香_{六钱} 没药_{一两}

【制法】 用香油一斤，熬枯去渣，入黄丹六两成膏。

【功用】 解毒消肿，溃腐生肌。

【主治】 大小诸毒恶疮破后。

┌─────┐
│ 方二 │
└─────┘

【组成】 当归、生地、地骨皮_{各等份}

【制法】 香油一斤，熬枯去渣，入黄丹半斤，白蜡二钱，乳香、没药各五钱。

【功用】 生肌长肉收口。

【主治】 诸般大小疮疡、痈疽、瘰疬，以及杨梅、顽疮。

生肌玉红膏

┌─────┐
│ 方一 │
└─────┘

【组成】 白及_{二钱} 白蔹_{二钱} 当归_{二钱} 黄丹_{三钱} 乳香_{三钱} 没药_{三钱} 血竭_{三钱} 儿茶_{三钱} 紫草_{一两}

【制法】　用香油一斤，熬枯去渣后，入黄蜡成膏。

【主治】　痈疽发背，诸般溃烂棒毒等疮。

【评议】　先用甘草汤淋洗患处，拭净，挑膏于掌中捺化，遍搽疮上，外以生肌膏盖之，内兼服补剂，其腐自脱，新肉乃生，疮口易敛。

```
方二
```

【组成】　白芷二钱半　甘草六钱　当归一两　血竭二钱　轻粉二钱　紫草一两　白蜡三两　银珠一两　乳香二钱　没药二钱

【制法】　香油一斤，将白芷、甘草、紫草、当归四味，入油浸三日，熬枯去渣，入血竭、轻粉、白蜡、银珠、乳香、没药末，收之成膏。

【功用】　止痛，生肌长肉。

【主治】　诸般恶疔疮毒。

【评议】　此膏治疗诸般恶疔疮毒，去腐生肌较好。倘遇年老气血虚者，服十全大补汤一二剂助之。

太 乙 膏

【组成】　黑参、白芷、当归、赤芍、肉桂、生地各一两

【制法】　上咀，用麻油三斤漫之，春五日，夏三日，秋七日，冬十日。用文武火熬，待白芷焦色，离火候冷，滤去渣，再熬数沸。候油稍温，旋下好黄丹一斤，用柳木棍不住搅之，以药滴水中不散为度。黄丹务要汤泡过，炒令紫黑色，研之极细方好。

【主治】　背痈疽，湿痰流注，汤烫火烧，无名肿毒。

【评议】　一切疮已溃者生肌长肉，未溃者贴之即清，乃诸疮之效方。

加味太乙膏

【组成】　白芷、当归、赤芍、元参各二两　柳枝、槐枝各十支　肉桂二两　没药三钱　大黄二两　木鳖二两　生地二两　阿魏三钱　轻粉四钱,研不见星　黄丹四十两,水飞　乳香五钱　血余一两

【制法】　上将当归、白芷、赤芍、元参、肉桂、大黄、木鳖、生地八味并槐枝、柳枝，用真麻油称足五斤，将药浸入油内，春五夏三秋七冬十日，入

大锅慢火熬至药枯浮起为度，住火片时，用布袋滤去渣，将油称准，用旧细绢将油又滤入锅内，要清净为佳，将血余投上，慢火熬至血余浮起，以柳枝挑看似膏溶化之象，方算熬熟。净油一斤，将飞过黄丹六两五钱，徐徐入，火加大些。夏秋亢热，每油一斤加丹五钱，不住手搅，候锅内先发青烟，后至白烟叠叠旋起，气味香馥者，其膏已成，即便住火。将膏滴入水中，试软硬得中。如老加热油，如稀加炒丹各少许。渐渐加火，务要冬夏老嫩得候下宜为佳。烟尽掇锅来，方下阿魏，切成薄片，散于膏上化尽。次下乳香、没药、轻粉，搅匀，倾入水中，以柳棍搂成一块。又换凉水浸片时，乘温每膏半斤，扯拔百转成块。又换冷水浸。随用时每取一块，铜勺内复化，摊贴，至妙。

【主治】　发背痈疽及一切恶疮，湿痰流注，风湿遍身筋骨走注作痛，汤烫火烧，刀伤棒毒，五损内痛，七伤外症，俱贴患处。又男子遗精，女人白带，俱贴脐下。脏毒肠痈，亦可丸服。诸般疮疖，血气癜痒者并效。

虾蟆膏

【组成】　大癞虾蟆一个,槐树皮青而肥嫩者佳,三尺三寸　　铅粉四两
【制法】　五月五日，用香油十斤，熬去渣，铅粉收膏。
【主治】　无名肿毒，大小疮疖，无论已成未成俱贴，并治大人小儿食积、痞块、疳疾，身瘦肚大，俱贴肚脐上，痞块贴患处，兼治四时疟疾，在疟未来先一时，贴背心。
【评议】　愈后忌食田鸡、虾蟆。

夏枯草膏

【组成】　南夏枯草十斤　土贝母一斤　香附一斤
【制法】　熬炼成膏，白蜜收之。
【主治】　寒热往来，瘰疬鼠疮，脖项肿硬，腿脚湿痹，一切瘿瘤气结。
【评议】　每服二三钱，用淡酒调服。夏枯草治目珠痛，至夜则甚者；或用苦寒药点之反甚者，亦效。盖以夏枯草秉纯阳之气，补厥阴血脉，为以阳治阴之意。

银 粉 膏

【组成】　千金子_{二两,去壳白仁}　凤仙花（即急性子）_{五钱}

【制法】　用香油十两，入锅内先熬半柱香，入前药二味，熬焦去渣净，入蜜陀僧细末三两八钱，水飞银粉五钱，再熬至滴水成珠。

【功用】　破症杀虫去疣赘。

【主治】　疣子拔毒。

【评议】　方中之千金子，见于《开宝本草》，谓可"主妇人血结月闭，癥痕疯癖，瘀血蛊毒，心腹痛"，《圣济总录》之续随子丸即以此为君药，所含续随子素及白瑞香素，属香豆精类；实验研究鲜续随子似有抗癌作用。凤仙花亦妙品，今人以鲜者捣烂外用可以治鹅掌风及灰指甲。

黄 连 膏

【组成】　麻油_{半斤}　熟猪油_{半斤}　大黄_{四两}　黄蜡_{四两,净}　黄连_{二两}　韶脑_{五钱}　冰片_{一钱}

【制法】　先将麻油炸黄连、大黄，炸透去渣，下熟猪油、黄蜡，搅匀，离火再下韶脑、冰片末，再搅成膏。

【主治】　茧唇。

【评议】　怡亲王修合此方注明可治茧唇，与雍正十一年十一月二十五日雍正皇帝以启砂益元散治茧唇案似有关系，疑雍正常患此疾。

清热除湿祛风膏

【组成】　黄连_{二钱}　黄柏_{三钱}　小生地_{三钱}　浮萍草_{三钱}　白芷_{三钱}　防风_{三钱}　当归_{三钱,尾}　白鲜皮_{二钱}　白及_{二钱}　僵蚕_{二钱,炒}　梅花片_{三分,另研后兑}

【制法】　共研粗渣，水熬，滤去渣，再熬浓汁，搽之。

【功用】　清热除湿祛风。

【主治】　脾经湿热之症，以致唇风、茧唇、唇肿等症。

【评议】　唇风、茧唇和唇肿，均属常见，脾经湿热者多，本方清热除湿祛风，外用方便，若稍佐牛黄少许，其定痛消炎功效或可增强。

竹 叶 膏

【组成】 生竹叶一斤,去梗净　生姜四两,净　白盐六两

【制法】 先将竹叶熬出浓汁,再将姜捣汁同熬,沥渣,将盐同熬干,敷之。

【功用】 凉心缓脾,清痰止渴。

【主治】 皮肤湿热疮疡。

【评议】 竹叶体轻气薄,味甘而淡,性寒,方书谓其凉心缓脾,清痰止渴,属清利之品。古方竹叶石膏汤、导赤散并皆用之。竹叶分鲜竹叶与淡竹叶两种,都能清心除烦、利小便,但鲜竹叶清心热力大,且能凉胃,多用于上焦风热;淡竹叶渗湿泄热为优,实验提示对金黄色葡萄球菌、绿脓杆菌有抑制作用。光绪帝久病知医,留意方药,用此熬膏外敷,当系治皮肤湿热疮疡。用生姜汁同熬,意在辛能散结,助竹叶清热渗湿之力。

面 药 方

【组成】 夏枯草、僵蚕、羌活、海藻、白芷各一钱

【制法】 各等分为末,入冰片少许,蜜调成膏,摊于油布上贴之。

【评议】 此药调膏薄贴,为光绪帝皮肤疮疡而设。白芷有排脓、消肿、止痛之功,为外科要药,其味芳香,富含油脂,《本经》谓其"长肌肤、润泽,可作面脂",古方嫩面润肤方中辄用之。海藻除消坚散结外,其水浸剂对皮肤真菌也有一定抑制作用。本方施于风热疥疮瘙痒者宜。

小儿秃疮油药

【组成】 马钱子四十九个　轻粉五钱

【制法】 用香油十两,马钱子熬枯去渣,用轻粉收之。

【功用】 解毒消肿,通经止痛。

【主治】 小儿头疮,秃疮,胎毒风热,瘙痒成疮,脓水不止者。

【评议】 马钱子,大毒,通经络,消结肿,止痛。研究证明对多种细菌、真菌有抑制作用;轻粉解毒杀虫,有杀菌作用。此药调敷患处,当有解毒消肿

止痛之效。

敛疮秃疮细药

【组成】　白芷、大黄、巴豆霜、白矾、火麻仁炒、诃子肉煨,各四钱

【制法】　鸡子二个，香油一斤，入药熬枯去渣，滤净，入松香五钱。

【功用】　解毒消肿，敛疮渗湿。

【主治】　头疮、胎毒、风热痒疮，脓水不止，或定白痂者。

【评议】　方中巴豆霜可疗疮毒，蚀腐肉，外贴皮肤，能腐蚀皮肤，使其溃破。用此药搽之，有清热解毒，消肿止痛，渗湿敛疮之效。

神效白鱼膏

【组成】　鲫鱼八两　火麻仁五钱　乳香五钱　没药五钱　巴豆五钱　轻粉五钱　土贝母一两　桃、柳、榆、槐、桑枝各一尺

【制法】　用香油十二两，将药熬枯，滤去渣，入铅粉十二两熬膏。

【功用】　拔毒排脓，生肌收敛。

【主治】　痈疽发背，对口疔毒，乳痈疽毒，湿痰流注，积年痔漏，附骨疽疮，鱼口便毒，杨梅结疮，日久顽疮，疥疮棒疮，裂口冻疮，一切无名疮毒。

【评议】　此方补消杂投，肿毒初起、已成，皆可贴之。

治一切无名肿毒鼠疮膏

【组成】　马钱子三十个　蜈蚣十五个　官粉八盒　香油一斤

【制法】　砂锅熬，先炸马钱子糊，取回，蜈蚣糊，入官粉，黄色，不去火毒。

【主治】　一切无名肿毒鼠疮。

第八章 治骨关节病膏方

舒筋活络膏

方一

【组成】 夏枯草_{三钱} 鸡血藤膏_{五钱} 金果榄_{三钱} 冬虫夏草_{四钱} 金银花_{六钱} 连翘_{五钱} 桑寄生_{六钱} 老鹤草_{五钱} 没药_{三钱} 海风藤_{三钱} 全当归_{四钱} 生杭芍_{三钱} 川芎_{二钱} 细生地_{三钱} 川羌活_{三钱} 威灵仙_{三钱} 独活_{三钱} 宣木瓜_{三钱} 广橘红_{三钱} 川郁金_{三钱,研} 半夏_{三钱} 生甘草_{二钱} 麝香面_{一钱,后入}

【制法】 用香油三斤，将药炸枯，滤去渣，入黄丹二斤，收膏，老嫩合宜。

【主治】 络阻筋伤。

【评议】 本方用四物养血，用风药舒肝，用滋阴药养肝，用藤药通络，更用麝香辛窜搜剔风邪，于是络阻筋伤之症可痊。西太后口眼抽动，从脉案记载看来曾多次用此膏外贴患处，与其病情尚为适合。

方二

【组成】 归尾_{五钱} 赤芍_{四钱} 木瓜_{六钱} 夏枯草_{六钱} 草河车_{五钱} 乳香_{四钱} 金果榄_{五钱} 生南星_{四钱} 怀牛膝_{六钱} 红花_{四钱} 僵蚕_{四钱} 川羌活_{五钱} 片姜黄_{四钱} 桂枝_{六钱} 山甲_{四钱} 麝香_{一钱}

【制法】 用麻油四斤收药，炸枯，去渣，熬至滴水成珠，兑黄丹二十两，收膏，老嫩合宜。俟凉后再入麝香搅匀，摊贴患处。

【主治】 络阻筋伤。

【评议】 本方与前方不同，减去养血益阴之品及藤药，代之以红花、牛膝、僵蚕、片姜黄、桂枝、山甲等活血定风通络之药。其中山甲、僵蚕虫类药定风通络之力犹大，仍着意于慈禧太后面风之症。

神仙金不换膏

【组成】 黄连_{五钱} 荆芥_{五钱} 芫花_{五钱} 川芎_{五钱} 薄荷_{五钱} 泽泻_{五钱} 薛皮_{五钱} 麻黄_{五钱} 白芷_{五钱} 羌活_{五钱} 黄芩_{五钱} 桔梗_{五钱} 南星_{五钱} 木通_{五钱} 僵蚕_{五钱} 当归_{五钱} 生地_{五钱} 独活_{五钱} 黄柏_{五钱} 甘草_{五钱} 前胡_{五钱} 牛膝_{五钱} 杜仲_{五钱} 苍术_{五钱} 熟地_{五钱} 秦艽_{五钱} 苦梗_{五钱} 栀子_{五钱} 升麻_{五钱} 山药_{五钱} 远志_{五钱} 陈皮_{五钱} 银花_{五钱} 川断_{五钱} 海风藤_{五钱} 香附_{五钱} 青皮_{五钱} 贝母_{五钱} 桑皮_{五钱} 草乌_{五钱} 巴豆_{五钱} 两头尖_{五钱} 五倍子_{五钱} 枳壳_{五钱} 细辛_{五钱} 杏仁_{五钱} 良姜_{五钱} 桃仁_{五钱} 五加皮_{五钱} 山甲_{五钱} 藁本_{五钱} 乌药_{五钱} 连翘_{五钱} 首乌_{五钱} 元参_{五钱} 蒺藜_{五钱} 茵陈_{五钱} 苍耳_{五钱} 防风_{五钱} 益母草_{五钱} 大黄_{五钱} 柴胡_{五钱} 猪苓_{五钱} 地榆_{五钱} 灵仙_{五钱} 赤芍_{五钱} 知母_{五钱} 天麻_{五钱} 川乌_{五钱} 蜈蚣_{十条} 桃、柳、榆、槐、桑条_{各三十寸}

【制法】 用香油十二斤，熬枯去渣，入黄丹六斤，熬成膏，再入乳香、没药、血竭、龙骨、海螵蛸、赤石脂各五钱，轻粉三钱，冰片、麝香各二钱，潮脑、肉桂、丁香、阿魏各一两，共研细末，兑均。

【主治】 专贴男妇小儿，不分远年近日，五劳七伤，咳嗽痰喘，左瘫右痪，手足麻木，遍身筋骨疼痛，腰脚软弱，偏正头风，心气疼痛，小肠疝气，跌打损伤，寒湿脚气，疟痢痞块，男子遗精白浊，妇人赤白带下，月经不调，崩漏下血；兼治无名肿毒，瘰疬臁疮，杨梅恶疮，误服轻粉，致伤筋骨疼痛，变为恶毒，肿烂成疮，其大如盆，或流黄水，或流脓血，遍身臭烂，不能动转者，贴此膏药除根。

【评议】 本方主治之证较多，可以研究。

金不换膏

方一

【组成】 大黄、芫花、山栀、柴胡、羌活、白蔹、川乌、灵仙、白术、木通、独活、薄荷、生地、熟地、当归、桑皮、山甲、乌药、泽泻、陈皮、香附、荆芥、枳壳、首乌、知母、杜仲、南星、青皮、白芷、细辛、银花、鼠粪、黄柏、甘草、杏仁、黄连、苦参、黄芩、蒺藜、白芍、防风、天麻、桃仁、元参、桔梗、苍术、猪苓、苏梗、僵蚕、前胡、升麻、白及、麻黄、加皮、牛膝、草乌、文蛤、山药、远志、川断、风藤、大枫、良姜、贝母、连翘、藁本、苍耳、茵陈、益母、地榆、半夏_{各五钱}

【制法】 蜈蚣三十条，再加桃、柳、桑、槐、榆枝各三十寸，香油十二斤浸药，春五、夏三、秋七、冬十日，熬枯去渣，加黄丹五斤，滴水成珠，再加没药一两，血竭一两，轻粉一两，樟冰一两，龙骨一两，海螵蛸一两，石脂一两，合油一两，麝香三钱，共末，入油内收膏。

【主治】 专治男妇小儿，不分远年近日，五劳七伤，咳嗽痰喘气急，左瘫右痪，手足麻木，遍身筋骨疼痛，腰脚软弱，偏正头风，心气痛，小肠疝气，跌打损伤，寒湿脚气，疟痢，走气痞块，男子遗精白浊，妇人赤白带下，月经不调，兼治无名肿毒，瘰疬癧疮，杨梅顽疮，误服轻粉致伤筋骨，变为恶毒肿烂成疮，或流黄水脓血，遍身臭烂，不能动履者。

方二

【组成】 白芷、栀子、大黄、柴胡、川芎、苍术、生地、熟地、当归、白术、半夏、陈皮、香附、枳壳、乌药、川贝母、青皮、白蔹、细辛、知母、薄荷、杏仁、桑皮、黄连、黄芩、猪苓、赤芍、木通、桃仁、黑参、前胡、泽泻、麻黄、桔梗、升麻、黄柏、牛膝、杜仲、远志、山药、续断、高良姜、桑皮、甘草、连翘、藁本、茵陈、首乌、荆芥、羌活、独活、金银花、地榆、苦参、僵蚕、天麻、南星、白蒺藜、草乌、威灵仙、芫花、穿山甲、川乌、蜈蚣、白鲜皮、五加皮、青风藤、巴豆、防风、苍耳头、五倍子、大枫子、益母草、柳枝、榆枝、槐枝、桃枝_{以上七十七味,各五钱}

【制法】 以上七十七味，用芝麻油十二斤炮炸，药味去渣，用炒净黄丹六斤，以丹入后细药。潮脑、龙骨、乳香、没药、血竭、轻粉、海螵蛸、赤石脂、冰片、麝香各五钱。每料用香油十二斤，入药味二斤四两，每斤应折六两四钱，共折四斤三两八钱，入净得油七斤三两二钱，入炒过黄丹三斤九两六钱，入细药十两五钱，净得膏十一斤七两三钱，每张重一钱，共计一千八百三十三张。

【主治】 肩臂腰胯腿膝麻木不仁，筋脉拘挛，手足不随，或受风温，血脉不舒，或中寒邪，筋骨疼痛，左瘫右痪，步履艰难。

三 妙 膏

方一

【组成】 当归一两 川芎一两 白芷一两 白蔹一两 木鳖子一两 蓖麻子一两 元参一两 苍术一两 山甲一两 银花一两 乳香一两 没药一两 潮脑一两 血竭一两 连翘一两五钱 生地一两五钱 黄芩一两五钱 黄柏一两五钱 栀子一两五钱 木香二钱 檀香二钱 藿香二钱

【制法】 用香油三斤，熬枯去渣，入黄丹一斤八两；再入麝香、冰片、丁香各五分。

【主治】 无名肿毒，痈疽发背，对口疔疮，湿痰流注，杨梅结毒，瘰疬马刀，妇人乳疽，小儿丹毒，烫火烧灼，蝎螫蜂蛰，金刃所伤，出血不止；或跌扑打损，疼痛难禁；或风寒湿气，袭入经络，以致骨痛痉挛；或湿热横入脉络，闪腰岔气，动举难伸。并大人小儿之五积六聚；男妇之痞块癥瘕。

【评议】 此膏贴意为尚未成即消，已成即溃，溃后即敛，故名三妙。

方二

【组成】 当归一两 川芎一两 白芷一两 白蔹一两 木鳖子一两 蓖麻子一两 元参一两 苍术一两 茯苓二两 没药二两 黄柏二两 鹿角五钱 阿胶五钱 红花三钱 砂仁三钱 茴香三钱 锁阳三钱 益母草四两 黄芩二两

【制法】 共研细末，炼蜜为丸。

【功用】 清热燥湿解毒，散结通络，活血止痛，兼能扶正托毒。

【主治】 无名肿毒，痈疽发背，对口疔疮，湿痰流注，杨梅结毒，瘰疬马刀，妇人乳痛，小儿丹毒，烫火烧灼，蝎螫蜂刺，金刃所伤，出血不止；或跌扑打损，疼痛难禁；或风寒湿气，入人经络，以致骨痛筋挛；或湿热横入经脉，闪腰岔气，动举难伸；或大人小儿五积六聚；或男妇痞块癥瘕。

【评议】 此药补消兼施，托毒排脓，消肿溃坚，可用治疮肿初、中、末三期。此膏贴上，未成可消，已成即溃，溃后则敛，故名三妙。

万 应 膏

┌─────┐
│ 方一 │
└─────┘

【组成】　当归₋钱　川芎₋钱　赤芍₋钱　川乌₋钱　草乌₋钱　木鳖₋钱　苦参₋钱　火麻仁₋钱　官桂₋钱　首乌₋钱　防风₋钱　羌活₋钱　独活₋钱　白芷₋钱　白蔹₋钱　两头尖₋钱　杏仁₋钱　乌药₋钱　生军₋钱　山甲₋钱　元参₋钱　草节₋钱

【制法】　用香油三斤，熬枯去渣，入黄丹一斤，再入乳香、没药、血竭各一钱，研末兑均。

【主治】　五劳七伤，遍身筋骨疼痛，腰脚软弱，贴两膏肓穴、两肾俞穴；痰喘气急，咳嗽，贴肺俞穴、华盖穴、膻中穴；左瘫右痪，手足麻木，贴两肩井穴、两曲池穴；男子遗精白浊，妇人赤白带下，月经不调，血山崩漏，贴两阴交穴、关元穴；泻痢日久，贴关元穴；疟疾，男子贴左臂，妇人贴右臂自止；腰痛，贴命门穴；小肠气，疝气，贴膀胱穴、关元穴；心气疼痛，贴中脘穴；走气疼，贴两章门穴；寒湿脚气，贴两三里穴；一切无名肿毒，瘰疬臁疮，杨梅顽疮，跌打损伤，痞块积聚，滞气疼痛，风吹冷振，闪腰岔气，寒湿流火等症，不必寻穴，皆贴本病患处，即愈。

┌─────┐
│ 方二 │
└─────┘

【组成】　木香₋两　大枫子₋两　羌活₋两　黄芩₋两　南星₋两　白芷₋两　川芎₋两　牛膝₋两　生地₋两　细辛₋两　防风₋两　秦艽₋两　归尾₋两　枳壳₋两　独活₋两　蓖麻子₋两　赤芍₋两　杏仁₋两　白蔹₋两　川乌₋两　连翘₋两　草节₋两　良姜₋两　草乌₋两　白及₋两　风藤₋两　元参₋两　牙皂₋两　苦参₋两　山甲₋两　麻黄₋两　大黄₋两　肉桂₋两

【制法】　香油十二斤，入黄丹五斤收之。

【主治】　男妇小儿，不分远年近日，五劳七伤，咳嗽痰喘，遍身筋骨疼痛，寒湿脚气，闪腰岔气，小肠疝气，流火痞块，并及一切无名肿毒，瘰疬臁疮，杨梅顽疮。

┌─────┐
│ 方三 │
└─────┘

【组成】　川乌、草乌、生地、白蔹、白及、象皮、官桂、白芷、当归、

赤芍、羌活、苦参、乌药、甘草、独活、元参、定粉、大黄、土木鳖、山甲_{各五钱}

【制法】 以上十九味，定粉在外，用净香油五斤，将药浸入油内，春五夏三秋七冬十日。候日数已足，入洁净大锅内浸，火熬至药枯浮起为度，住火片时，用布袋滤去渣。将油称准，每油一斤，对定粉半斤，用垂柳枝不时搅之，以黑如漆亮如镜子为度，滴水成珠，薄纸摊贴。

【主治】 痈疽、发背、对口诸疮，痰核、流注等毒。

老 颧 草 膏

【组成】 老颧草_{十六两} 当归_{四两} 白鲜皮_{二两} 川芎_{二两} 红花_{一两}

【制法】 用水煎透，炼蜜成膏。

【功用】 祛风除湿，活血通络。

【主治】 男妇一切风湿之症，筋骨不舒，手足疼痛，皮肤作痒。

【评议】 方中老颧草为主药，其功用祛风除湿，活血通络，主治风湿痹痛，跌打损伤。合诸药，通经络，活血脉，用之或熬水熏洗，或合丸药入汤剂，或调入酒内服之则可。

消肿活瘀膏

【组成】 鸡血藤膏_{三分} 麝香_{三分} 穿山甲_{二分} 第一仙丹_{三分} 金果榄_{二分}

【制法】 共研细面，过绢罗，兑蜂蜜合膏，敷肿处。

【功用】 活血化瘀，清热消肿。

【主治】 腰椎结核。

【评议】 据宫内医案记载推断，御医赵文魁所拟此方，当是光绪二十九年制方，此时光绪帝可能患"腰椎结核病"已很严重，此方亦只能治其标症而已。

保 应 膏

【组成】 当归_{一两} 川芎_{一两} 防风_{一两} 白芷_{一两} 木鳖仁_{四十九个} 穿山甲_{七大片} 蓖麻仁_{一百二十粒} 川乌_{三钱} 草乌_{三钱} 槐枝_{三十寸} 柳枝_{三十寸} 肉桂_{一两}

【制法】 芝麻油二斤八两浸后药，春五、夏三、秋七、冬十日。右药油浸足日期，用文火煎至药焦为度，以三、五重丝线滤渣、务净，将渣另于铜杓内烧出药油约一斤，次第入后药：飞丹炒黑净一斤右丹乘油出火，渐渐调入，令匀再加后药：阿魏一两，用葱汁炖化搅入，令匀冷后，再加后药：滴乳香一两，没药一两，血竭一两，肉桂五钱，附子五钱，麝香一钱，共研极细末，渐渐搅入，令匀收贮有盖厚磁罐内封固，取用后，仍须盖紧，凡用看患之大小，摊厚青布上，先以水姜擦过方贴，贴后以手或盐包熨之。

【功用】　养血祛风，温阳散寒，活血定痛。

【主治】　关节肿痛。

固　本　膏

【组成】　淫羊藿_二两,香油炙　石燕_五钱,酒浸　锁阳_二两,酒炙　金樱子_二两,酒炒　牛膝_二两,酒炒　肉苁蓉_二两,酒洗　故纸_二两,盐炒　杜仲_二钱,酒炒　制附子_五钱　甘遂_二两　蛤蚧_一对　阳起石_五钱,煅　覆盆子_二两,酒煮　蚯蚓_一对　麝香_三钱　血余_三钱　生甘草_五钱

【制法】　上药用香油五斤，将药浸入，春五日、夏三日、秋七日、冬十日，再加柳、桃、桑、榆、杏、梅、槐枝各七寸，铜锅熬枯去渣，再熬，下黄腊二两、黄丹二斤，收膏，入水撤去火毒，盛罈内，埋土中，七日取出，摊用。

【主治】　外科损伤。

【评议】　此膏贴腰后肾俞穴，筋骨痛者摊红布贴之。

虎骨镇风膏

【组成】　全虎骨一架，麻黄、桂枝、官桂、羌活、生杜仲、川芎、秦艽、当归、生地、生山甲、独活、川乌、草乌、川断、川附子、千年健、钻地风、牛膝、红花、龙骨、海螵蛸、桑枝、槐条_以上各一两

【制法】　用香油十斤，将前药炸枯去渣，加入熊油二两，苏合油五钱，再入炒漳丹六十两，熬至滴水成珠，再入后药。乳香五钱，没药五钱，樟脑五钱，丁香三钱，肉桂五钱，血竭三钱，冰片三钱，麝香三钱，共研细面，对入前药内，搅匀为度，熬成掏滑石面上，冷结成坨，装入坛中，撒滑石面。用时以勺化开摊贴，勿令见风。曾收数十年亦可。虎骨小用香油九斤。

【主治】　血虚受风，筋骨腰膝疼痛及一切寒湿为患。

接 骨 膏

方一

【组成】 红花_{三钱} 当归_{三钱} 木瓜_{二钱} 连翘_{二钱} 川椒_{二钱} 防风_{二钱} 赤芍_{二钱} 白芷_{二钱} 花粉_{二钱} 川芎_{二钱} 天麻_{二钱} 头发_{二钱} 乳香_{五钱} 槐条_{七段}

【制法】 香油二斤、漳丹一斤，熬膏摊贴。

【主治】 伤筋动骨，皮肉绽裂，甚至筋断骨碎。

方二

【组成】 生地_{四钱} 文蛤_{二钱五分} 香附_{二钱八分} 大戟_{四钱} 芫花_{二钱八分} 甘遂_{八钱} 蜈蚣_{四条} 巴豆_{三钱三分} 三棱_{四钱} 全蝎_{二钱八分} 蛇蜕_{二钱} 麻黄_{三钱二分} 人黄_{四钱} 川乌_{四钱} 卓乌_{四钱} 黄柏_{二钱八分} 槟榔_{二钱二分} 桃仁_{二钱八分} 山甲_{二钱八分} 牵牛_{二钱八分} 防风_{二钱八分} 川姜_{三钱二分} 皂角_{三钱二分} 木鳖_{四钱} 黑参、独活、川厚朴、川连、莪术、枳实、细辛、当归、蓖麻、香油_{斤半} 陀僧_{不拘多少}

【制法】 缺。

【主治】 男妇左瘫右痪，口眼歪斜，半身不遂，下部麻痹，及打破伤风，暗风。

接骨化痞膏

【组成】 红花、当归_{各二钱} 木瓜、连翘、川椒、防风、赤芍、白芷、花粉、川芎、天麻、头发_{各二钱} 乳香_{五钱} 槐条_{七段} 漳丹_{一斤} 香油_{二斤}

【制法】 缺。

【主治】 伤筋动骨，皮肉绽裂，甚至筋断骨碎，痈疽发背，对口疔毒，湿痰流注，瘰疬鼠疮，乳痈乳毒，臁疮外痔，癣疥顽疮，漆疮火丹，风热天泡，肌肤赤肿，干湿脚气，肚腹痞块，小儿丹毒，及绣球风、鹅掌风、虫伤蝎螫。

万 应 灵 膏

【组成】 木香、川芎、川膝、生地、白芷、细辛、秦艽、归尾、枳壳、独活、枫子、防风、羌活、黄芩、南星、半夏、蓖麻、苍术、贝母、赤芍、杏仁、两头尖、白蔹、茅香、肉桂、良姜、灵仙、续断、甘节、白附子、荆芥、藿香、艾叶、连翘、银花、川乌、藁本、青枫藤、丁香、红花、乌药、元参、白藓、文蛤、降香、草乌、蝉蜕、僵蚕、山甲、苍耳、大黄_{以上各二两}　蜈蚣_{二十条}　蛇蜕_{三条}　桃、柳、槐_{手指粗,每三根}

【制法】　香油二十斤浸药，夏三、春五、秋七、冬十日，入锅，文武火熬药枯油黑为度，麻布滤去渣，磁器贮油，以片松子香，不拘多少，先下净锅熔化，然后加药油，量香二斤用药油四两，熬片时，倾入水中，令人抽扯，白色即成膏矣。

【主治】　一切风寒湿气，手足拘挛，骨节酸疼，男子痞疾，女人癥瘕、胁痛，诸般疼痛，结核转筋，顽癣顽疮，积年不愈，肿毒初发，杨梅肿块，未破者俱贴患处。肚腹夜痛，泻痢疟疾，贴脐上，痢白而寒者尤效。咳嗽哮喘，受寒恶心，胸膈胀闷，呕吐，妇人男子面色萎黄，兼脾胃等证，及心疼，贴前心。

熊油虎骨膏

方一

【组成】　首乌、草乌、文蛤、川断、大黄、枳壳、栀子、川乌、羌活、桃仁、苦参、黄芩、益母草、海枫藤、白藓皮、灵仙、元参、白芷、荆芥、青皮、生地、藁本、木通、苍术、僵蚕、芫花、银花、良姜、茵陈、麻黄、秦皮、前胡、甘草、黄柏、知母、乌药、山甲、牛膝、蒺藜、杜仲、远志、薄荷、升麻、防风、杏仁、山药、泽泻、当归、贝母、苍耳子、香附、地榆、陈皮、白术、南星、连翘、黄连、白及、独活、白芍、大枫子、柴胡、桔梗_{各五钱}　熊骨_{八两}　虎骨_{一斤}　桑寄生_{二钱}　天麻、红花_{各一两}　桃条、柳条、榆条、槐条_{各五条}

【制法】　用香油十斤，熬枯去渣，入黄丹五斤收膏，再入麝香、冰片各二钱五分，肉桂、丁香各一两，血竭、乳香、没药各一钱化。

【功用】　补肾、强筋、壮骨、活血、除湿、祛风。

【主治】　男妇一切风湿之症，筋骨不舒，手足疼痛，皮肤作痒。

方二

【组成】 虎骨_一架_ 肉桂_三两_ 乳香_六两_ 没药_五两_ 当归_八两_ 血余_四两_ 熊油_五两_ 香油_十五斤_ 章丹_七斤八两,净_

【制法】 浸泡虎骨七日，剔净筋肉一日，晒晾虎骨一日，炸炼虎骨熬膏二日。先将虎骨炸酥后，再炸当归、血余二味，出渣后入熊油再炼，将油炼好，兑丹后再将肉桂、乳香、没药共研极细末，兑入膏内。

【功用】 祛风邪，实腠理，活血疏风，镇痛。

【主治】 风寒痿痹。

方三

【组成】 虎骨_一架_ 肉桂_三两_ 乳香_六两_ 没药_五两_ 当归_八两_ 血余_四两_ 熊油_五两_ 香油_十五斤_ 章丹_七斤八两_ 杜仲_四两_ 金毛狗_四两_ 巴戟大_三两_ 续断_四两_ 独活_三两_

【制法】 浸泡虎骨七日，剔净筋肉一日，晒晾虎骨一日，炸炼虎骨熬膏二日。先将虎骨炸酥后，再炸当归、血余二味，出渣后入熊油再炼，将油炼好，兑丹后再将肉桂、乳香、没药共研极细末，兑入膏内。

【主治】 肾虚之骨痿风痹。

方四

【组成】 首乌_一两_ 草乌_一两_ 文蛤_一两_ 川断_一两_ 大黄_一两_ 枳壳_一两_ 栀子_一两_ 川乌_一两_ 羌活_一两_ 桃仁_一两_ 苦参_一两_ 黄芩_一两_ 益母草_一两_ 海枫藤_一两_ 白藓皮_一两_ 灵仙_一两_ 元参_一两_ 白芷_一两_ 荆芥_一两_ 青皮_一两_ 生地_一两_ 藁本_一两_ 木通_一两_ 苍术_一两_ 僵蚕_一两_ 芫花_一两_ 银花_一两_ 良姜_一两_ 茵陈_一两_ 麻黄_一两_ 桑皮_一两_ 前胡_一两_ 甘草_一两_ 黄柏_一两_ 知母_一两_ 乌药_一两_ 山甲_一两_ 牛膝_一两_ 蒺藜_一两_ 杜仲_一两_ 远志_一两_ 薄荷_一两_ 升麻_一两_ 防风_一两_ 杏仁_一两_ 泽泻_一两_ 山药_一两_ 当归_一两_ 贝母_一两_ 苍耳子_一两_ 香附_一两_ 地榆_一两_ 陈皮_一两_ 白术_一两_ 南星_一两_ 连翘_一两_ 黄连_一两_ 白芨_一两_ 独活_一两_ 白芍_一两_ 大枫子_一两_ 柴胡_一两_ 桔梗_一两_ 熊骨_一斤_ 虎骨_二斤_ 桑寄生_四两_ 天麻_二两_ 红花_二两_ 桃、柳、榆、槐、桑条_各十条_

【制法】 用香油二十斤，熬枯去渣，入黄丹十斤，收膏；再入麝香、冰片各五钱，肉桂、丁香各二两，血竭、乳香、没药各一两。

【功用】 祛风邪，实腠理。

【主治】 一切风寒痿痹之症。

【评议】 此为名方，所谓左瘫右痪，贴肩井穴、环跳穴、手三里穴、足三里穴；遍身筋骨疼痛麻木，俱贴患处；偏正头风，贴风池穴；头项强直，贴肺俞穴；肩背痛，贴肩井穴；腰背痛，贴肾俞穴；臂膊痛，贴肩井穴、清冷渊穴、手三里穴；腿足痛，贴环跳穴、足三里穴、涌泉穴；五劳七伤，贴膏肓穴、肾俞穴；一切虚寒之症，贴丹田穴、命门穴。凡患以上诸症，外贴此膏，内服虎骨酒，可得疗效。仅供研究者参考。

治骨节痛方

【组成】 乳香_一两_ 没药_一两_ 皮胶_二两_ 生姜_二斤,捣汁_

【制法】 先用姜汁煮胶，次入药末，摊布上贴患处，再以鞋用火炙热熨之。忌铁器。或加葱、蒜汁各一碗亦可。

【评议】 乳香、没药，一为气中之血药，一为血中之气药，二者相伍，功能活血止痛。本方用胶者使其成膏薄贴；用姜汁以及或加葱蒜汁等，增加辛散透达之力；用鞋炙热熨之，即今热敷之意，使药力温散，则止痛效果更好。

风寒麻木止痛膏

【组成】 当归_一两_ 川芎_五钱_ 羌活_五钱_ 独活_一两_ 灵仙_五钱_ 钩藤_一两_ 川乌_一两_ 草乌_一两_ 生山甲_一两半_ 木瓜_一两_ 杜仲_二两_ 木鳖子_五钱_ 银花_五钱_ 连翘_五钱_ 藏红花_一两_ 川牛膝_二两_ 透骨草_一两_ 地骨皮_一两半_ 生蕲艾_一两_ 乳香_两半_ 没药_二两_ 防风_五钱_ 桂枝_两半_ 荆芥_五钱_ 木香_一两_ 漳丹_三斤八两_ 生姜_半斤_ 麝香_不论多少_ 妇人发_一团_ 香油_八斤_

【制法】 以上诸药共入磁盆内，用香油泡一夜。用铁锅熬，以槐柳棍搅，看山甲黄糊色即好，过罗去渣，将油入锅再熬开，将妇人发入内化净，即下漳丹再熬，到滴水成珠即好，即将麝香再入药内。

【功用】 温经活血通络，搜风解毒止痛。

【主治】 风寒麻木，腰腿疼痛，肚内五积六聚，及痢疾泻肚等。

【评议】 此方较大，强筋骨、通经脉、祛风止痛。用时贴于患处，治痢疾、泄泻则贴于尾骨、肚脐二穴，可以参考。

化 核 膏

【组成】　干蜗牛_{二十个}　鲜白菊根、薄荷、牛蒡、苍耳子、连翘、元参、苦参、白蔹、白芥子、僵蚕、水红花子、大黄、荆芥、防风_{各一两}

【制法】　用香油四斤，将药熬枯去渣，将油再秤准分两，加苏合油一两，每油一斤，入黄丹七两熬成膏，临用时加麝香少许。

【功用】　开郁和脉化湿。

【主治】　湿热流注所致结核。

【评议】　本脉案为（宣统期）四月初七日，张仲元、赵文魁请得端康皇贵妃脉息左关弦数，右寸关滑而近数。气道郁遏，血脉欠和。以致湿热流注，右腿起有"结核"，微肿作痒，胸闷口渴，身肢酸倦。议用开郁和脉化湿之法调理。四月初八日加用化核膏。

膏药方

【组成】　大熟地_{四两}　沉香末_{二钱,拌炒}　全当归_{一两五钱,陈酒同炒}　云茯苓_{三两,辰砂拌煎}　潞党参_{三两,元米同炒}　东白芍_{一两}　杭白菊_{一钱,炮汤炒}　川续断_{一两五钱,盐水炒}　九制首乌_{三两}　蛤粉_{三钱,拌炒}　黑橹豆皮_{一两五钱}　猪脊筋_{二条,去渣同捣}　桑寄生_{一两五钱,炒}　野于术_{二两,净土同炒}　女贞子_{一两五钱,蒸透}　金毛脊_{一两五钱,去毛炒}　□□□□_{一两五钱}　肥玉竹_{二两}　厚杜仲_{一两五钱}　□□□_{一两,去□}　怀山药_{二钱,土炒}　远志肉_{一两五钱,盐水炒}　炙香附_{一两五钱,杵碎}　□□□_{一两五钱}　□□□_{一两五钱}　□□□_{各六钱}

【制法】　上药如法修制，先用嫩桑枝一两、九孔石决明二两打、建莲子一两去衣心、丝瓜络四味先煎代水，然后入药，煎三次去渣，用文火收膏时，溶入陈阿胶一两五钱、鹿角胶一两，收至滴水成珠不化为度。

【功用】　滋养肝木，调和营气。

【主治】　气营两亏，肝脾不和。

第九章 治眼口病膏方

点眼万明膏

【组成】 炉甘石_{三钱,火煅研细,人乳浸四十九日} 川黄连_{五分,乳制} 辰砂_{三钱} 硼砂_{五分} 胆矾_{三分} 冰片_{三分}

【制法】 共为极细末,用雨前茶四两,甘菊四两,水二大碗,砂锅熬五十沸,去茶菊,滤净渣,再熬成膏子一杯,入熊胆五分,溶化,将前药和匀作锭,收磁器中。

【主治】 眼疾。

【评议】 治一切眼疾,用清水化膏少许,旧时用骨簪蘸药点两角,泪出即愈。

明目黄连膏

┌─────┐
│ 方一 │
└─────┘

【组成】 大黄_{一两} 川连_{一两} 黄柏_{四两} 海螵蛸_{四两} 白矾_{四两} 生栀子_{四两} 黄芩_{四两} 菊花_{四两}

【制法】 上药水煎,去渣,入蜜四两熬膏,再入冰片二钱。

【功用】 清热祛痒,止痛消肿。

【主治】 眼疾。

【评议】 此膏清热祛痒,止痛消肿。凡遇眼疾,用净簪滴凉水调药。每日点五、七次,收药盖严,勿临灰尘。

┌─────┐
│ 方二 │
└─────┘

【组成】 川黄连_{一斤,用人乳十六大碗,煎至一碗}

【制法】　一方用白蜜收之成膏，加冰片二钱，搅匀，收贮珍藏。一方用水熬成膏，加熊胆末一钱，冰片一钱，搅匀。

【功用】　清火止痛，消肿去痒。

【主治】　上焦火盛，暴发火眼，赤肿疼痛。

【评议】　专治上焦火盛，暴发火眼，赤肿疼痛，此膏能清火止痛，消肿去痒，若遇诸般眼疾，用簪滴净凉水调药，每日点六七次，有效。收药盖严，勿落灰尘。切忌烟酒、动火之物。

明目延龄膏

【组成】　霜桑叶_{一两}　菊花_{一两}

【制法】　共以水熬透，去渣，再熬浓汁，少兑炼蜜收膏，每服三钱，白开水冲服。

【主治】　眼病。

【评议】　此方以膏为剂型，与前此同名丸剂交替服用，更易为病人接受。明目延龄丸载有 2 种，其一组成同膏方，桑叶、菊花，均属清热散风、平肝明目药，为丸久服更好。治风热头痛目赤，可配白蒺藜；治肝阳上亢两目昏花，可配石决明、枸杞子。其二组成为"霜桑叶_{二钱}　甘菊_{两钱}　羚羊尖_{一钱五分}　生地_{二钱}　女贞子_{二钱,研}　蒙花_{一钱五分}　生牡蛎_{二钱}　泽泻_{一钱}　生杭芍_{一钱五分}　枳壳_{一钱五分,炒}"，较前方药味为多。且此方用羚羊尖，其于肝火炽盛之目赤更为适宜。按羚羊角入厥阴肝经，故可平"目暗障翳"（《本草纲目》）。治眼病方有羚羊角者，如《圣济总录》之羚羊角汤，《圣惠方》之羚羊角散等。《神农本草经》云羚羊角"主明目"，咸寒无毒，此方于西太后之素有肝热证情者，颇适宜。

珊瑚紫金膏

【组成】　炉甘石_{一两}　以能浮水者为佳，用童便浸七日，用炭火销银朱，锅内煅红，再入童便内浸十日，晒干研细末

黄丹_{一两}　滚水飞过三次，晒干研细末

乳香、没药_{各二钱}　俱入沙锅内，加灯心四分，微火炒出烟去灯心，研细末

海螵蛸_{二钱}　刮去皮甲，微火炙过，研细末

硼砂_{二钱}　青盐、麝香_{各五分}　冰片_{三分}

【制法】　共合研极细末，放舌上无渣方合用，再用蜜熬成珠，用绢袋滤净蜜渣，夏老冬嫩，春秋酌看老嫩之间，将药末调入蜜内，磁罐封固，不可泄气。

【主治】　七十二种眼疾。

【评议】　治七十二种眼疾，屡用神效，惟瞳仁反背而惊散者不效。

退翳回光膏

【组成】　大黄_{二两}　黄连_{二两}　白矾_{五两}　草决明_{五两}　黄柏_{五两}　菊花_{五两}

【制法】　上药水煎，去渣，入蜜六两熬膏，再入冰片二钱。

【主治】　治诸般云朦翳障，白膜遮睛，攀睛胬肉，烂弦赤障，瘀血遮贯瞳仁，迎风冷泪，怕日羞明，瞻视昏花。

【评议】　用净簪滴凉水研化药少许，每日点二三次，云翳渐开。戒气恼、闷郁。

牙宣白玉膏

【组成】　龙骨_{五钱}　冰片_{五分}　麝香_{五分}

【制法】　将药研末，入白蜡六钱搅匀，用白绵纸刷之。

【功用】　清热消肿止痛。

【主治】　胃热火盛，牙齿疼痛；或肿胀浮起，疼痛不能饮食者。

【评议】　方中龙骨，《本草纲目》谓："生肌敛疮"；冰片清热止痛，现代研究证明对多种细菌有抑制作用；麝香消肿止痛，能通行十二经，行经通络。每用时以此膏贴牙上，次早揭去。

竹叶膏又方

【组成】　生竹叶_{去梗净一斤}　生姜_{四两，净}　白盐_{六两}

【制法】　先将竹叶熬出浓汁，又将姜捣汁同熬汤渣，将盐同熬干，如遇牙痛用搽一二次即愈，其效如神。

【主治】　牙痛。

第十章　治风类病膏方

活血祛风膏

【组成】　防风_{二两}　蔓荆子_{一两}　当归_{三两}　生芪_{二两}　桂枝_{三两}　川抚芎_{二两}　薄荷_{一两}　陈皮_{一两}　白附子面_{五钱,后入}　樟脑面_{五钱,后入}　牡丹皮_{一两}　杭芍_{一两}　鸡血藤膏_{五钱}

【制法】　用香油四斤，将药炸枯，滤去渣，熬至滴水成珠，入樟丹二斤，再入面药，老嫩合宜。

【主治】　风中经络，营血久虚。

【评议】　本方取《千金方》小续命汤和东垣当归补血汤合方化裁而成。小续命汤本为治风通用之剂，古今风方多由此而来。慈禧虽患口眼抽动之痼疾，但并无伤寒之表证，故减去麻黄、杏仁等药；推究其病原，虽为风中经络，亦营血久虚之故，本"治风先治血，血行风自灭"之法，于方中增入黄芪、当归、鸡血藤膏等味，以生血养血；再加薄荷、陈皮等轻清之药，消风祛湿，则活血祛风之力颇大。方中樟脑一味，芳香辛窜，辟秽化浊，据近代药理研究对皮肤粘膜局部有轻度刺激作用，可以改善局部血液循环，用之或许对西太后面风之疾有助。

祛风和脉调气利湿化痰膏

【组成】　羌独活_{各二两}　僵蚕_{三两}　威灵仙_{一两五钱}　川乌_{一两五钱}　片姜黄_{一两五钱}　橘络_{二两}　鸡血藤_{三两,后入}　秦艽_{一两五钱}　桑寄生_{二两}　归尾_{二两}　穿山甲_{二两}　红花_{二两}　川续断_{二两}　香附_{三两}　生没药_{一两五钱,后入}　乳香_{一两五钱}　乌梢蛇_{一两五钱}　防风_{二两}　茅术_{二两}　赤芍_{二两}　豨莶草_{二两}　台乌_{二两}　青皮_{二两}　半夏_{二两,炙}　麝香_{五钱,后兑}

【制法】　香油十斤，将药炸枯，去渣，兑丹成膏，老嫩合宜。

【主治】　顽痰恶风，入中经络。

【评议】　本方一派祛风除湿活血化瘀之药，亦为大活络丹类方药，用治顽痰恶风，入中经络之症，服之可望透达。西太后用此，恐亦为面神经痉挛之疾。

祛风活络膏

【组成】　白花蛇_{一盘}　全蝎_{五钱}　僵蚕_{五钱}　白附子_{八钱}　川乌_{五钱}　细辛_{五钱}
川羌_{五钱}　豨莶草_{一两}　皂角_{五钱}　南星_{五钱}

【制法】　用香油斤半，将药炸枯，滤去渣，再兑白锭粉，老嫩合宜，俟凉后再入麝香面二钱，掺匀收膏。

【功用】　祛风。

【主治】　各类风病风症。

【评议】　此方专以祛风为主，故而首用虫类药，深入经隧搜风剔风。其中白花蛇一药，取蛇性喜窜善走，善行善蜕，治各类风病风症，以引药至周身难至之处，治疗皮肤风疾。按花蛇好食石南，生于土穴阴霾之处，秉受毒厉幽暗之气，所以于透骨搜风、截惊定搐较宜，是以方中用为主药。继用乌附祛风散寒止痛，其余药物均能祛风定风。经曰："风善行而数变"，"风气通于肝"，故祛风之药多能活络行血，方名祛风活络膏，信不虚也。据传药档记载，慈禧常常贴用此膏。

贴头止痛膏

【组成】　荆穗_{二钱五分}　穿山甲_{一钱五分,炒}　白芷_{二钱五分}　蝼蛄_{一钱五分}　干蝎_{一钱,去毒}
土鳖虫_{一钱}　牙皂_{一钱五分}　冰片_{三分,后兑}　姜蚕_{一钱}　南薄荷_{五分}

【制法】　共研极细面，用蜂蜜调匀，摊于布光上，贴两太阳穴。

【功用】　疏风、通络、活血、止痛。

【主治】　头痛。

【评议】　本方具疏风、通络、活血、止痛之作用。据光绪三十年前后《起居注》称：头晕头痛为未戴小帽所致。可知其病头痛缘于风寒，故治疗除内服药外，亦贴此膏。唯方中甲介、虫类药颇多，当注意对皮肤之刺激。光绪帝以"万乘之尊"竟于双太阳穴处外贴此膏，一则表明求痊心情之迫切，再则似亦说明本方或实有止痛之功效。

头风太阳膏

【组成】 青黛、决明子、黄连、黄芩、桑叶、归身、生地、红花、防风、紫苏叶、川贝母_{各等份,除青黛外共为粗末}

【制法】 香油熬去渣，加朱砂十分之三，红丹十分之七，青黛收膏，青布摊贴。

【主治】 治偏正头风。

【评议】 此病甚则害眼，左疼贴右太阳，右贴左，属经验之论。

正 容 膏

【组成】 蓖麻子_{五钱,去皮} 冰片_{六分}

【制法】 共捣成泥，敷于患处，左㖞敷右，右㖞敷左。

【功用】 开通诸窍经络。

【主治】 偏风失音，口噤，口目斜。

【评议】 蓖麻子，甘辛平，或谓偏热，入肝、脾、肺三经，《本草纲目》谓："其性善走，能开通诸窍经络，故能治偏风失音，口噤，口目㖞斜。"《妇人良方》亦载此药外用治面风。此药伍冰片通窍，方名正容，可以临床一试，用时可敷于患侧下颌关节及口角部，外加纱布绷带固定，逐日换药，可望生效。

清热养肝和络膏

【组成】 川郁金_{三钱,研} 霜桑叶_{四钱} 生于术_{三钱} 细生地_{三钱} 生杭芍_{四钱} 酒当归_{三钱} 羚羊_{二钱五分} 明天麻_{二钱} 川秦艽_{二钱} 僵蚕_{三钱} 炒橘红_{二钱,老树} 川贝母_{三钱,研} 枳壳_{二钱,炒} 建曲_{三钱,炒} 生甘草_{一钱}

【制法】 共以水煎透，去渣再熬浓汁，炼蜜为膏，每服三钱，白开水冲服。

【功用】 养肝清热息风。

【评议】 本方与前方清热养肝活络膏，药味大同小异，唯所用羚羊之分量则一，羚羊甘平无毒，孟诜谓："和五味子炒之，投酒中经宿，饮之，治筋骨急强，中风。"其养肝清热息风之力颇著。

治风寒麻木方

【组成】 川乌、草乌、大黄_{各六钱}　当归、赤芍、白芷、连翘、白蔹、乌药、官桂、木鳖_{各八钱}　桃条、柳条、槐条、桑条、枣条_{各四钱}

【制法】 用香油二觔，浸药一宿，再煎，将药煎焦，然后用棉纸将油赁下，加章丹十二两，熬至滴水成珠。将药熬成，再加乳香、没药各四钱，搅匀为度，又加苏合香一钱。

【功用】 温阳散寒，活血通痹。

【主治】 风寒麻木痹症。

【评议】 古方治风寒麻木痹证，多据《内经》"寒者热之"之论，用药温散。盖散寒以止痛，活血以行痹。但本方特殊之处在于应用大黄、白蔹等苦寒清热之药，看似与证不符，实则清泻之中寓有行血消瘀之意。且稍加寒药反佐，温经散寒之力愈彰，看似相反实则相成。又，白芷辛散祛风，温燥除湿，一般用治头痛，但用于风湿痹痛亦可取。

桑 寄 生 膏

【组成】 桑寄生_{一两}

【制法】 煎浓去渣，兑炼蜜一两，收膏。白开水冲服。

【主治】 湿邪客于经络。

【评议】 桑寄生具补肝肾、除风湿、强筋骨之功效，以此熬膏，徐徐服之当有益处。

第十一章　延龄类膏方

菊花延龄膏

【组成】　鲜菊花瓣

【制法】　用水熬透，去渣再熬浓汁，少兑炼蜜收膏，每服三、四钱，白开水冲服。

【功用】　疏风、清热、明目。

【主治】　肝经有火，肺胃蓄有饮热，气道欠舒，目皮艰涩。

【评议】　此方仅鲜菊花瓣一味，其疏风、清热、明目之功效当更强。菊花入肺、肝二经，《圣济总录》以此药加甘草为末，治"目赤头旋"，《救急方》以此药加蝉蜕为末，治"病后生翳"，此类方药对老年眼疾以及高血压病者，尤为适宜；现代医学研究亦表明本药有明显扩张冠脉，增加冠脉流量，减缓心率，增加心脏收缩力之功效，其具有增龄效应，尚属可以理解。善焕《牧竖闲谈》称："真菊延龄，野菊泻火，正如黄精益寿，钩吻杀人之意"，似亦可信。

培元益寿膏

【组成】　天生黄_{六钱}　厚附子_{五钱}　川椒_{一两}　熟地_{一两}　蛇床子_{六钱}　韭菜子_{六钱}　远志_{四钱}　当归_{六钱}　黑芝麻_{一两}　菟丝子_{五钱}　牛膝_{五钱}　虎骨_{五钱}　川羌活_{四钱}　茅苍术_{六钱}　续断_{四钱}　桑枝_{一两}　天仙藤_{五钱}　片姜黄_{五钱}　肉桂_{五钱,研面后入}　鹿茸_{五钱,研面后入}　麝香_{一钱,研面后入}

【制法】　用麻油八斤，浸十日，熬枯去渣，再熬至滴水成珠，兑黄丹二十两，俟温，入肉桂、鹿茸、麝香，用槐柳枝不住搅匀，摊贴。

【功用】　温肝肾、壮筋骨，通经络。

【主治】　面风。

【评议】 培元益寿膏组成药物多属温肝肾、壮筋骨及通经络之品，剂量颇大，殆为贴腰脊、骨节或脐腹之用，以达到培元疗疾目的。查慈禧太后脉案，光绪三十年四月初二日前后，面风（面神经痉挛）症状突出，外治有祛风润面散，内服有清热养肝活络膏等，当亦贴用此膏。

琼 玉 膏

方一

【组成】 生地黄_{十六斤,捣绞取净汁十二斤} 人参_{细末,二十四两} 白茯苓_{细末,四十八两}

【制法】 白蜜炼去滓十斤，右和匀，入磁缸内，以油纸五重、厚布一重紧封缸口，置铜锅内水中悬胎，令缸口出水上，以桑柴火煮三昼夜，如锅内水减，则用暖水添之，□满取出再用，蜡纸紧封缸口，纳井中□一昼夜取出，再入旧汤内煮一昼夜，以出水气取出，先用少许祭天地神祇，然后每取一二匙酒调服，不饮酒白汤下，日进二三服，如遇夏日，置阴凉处，或藏水中，或埋地下，须于不闻鸡犬声幽净处，不令妇人丧服人见之，制时终始勿犯铁器，服时忌食蒜、葱、萝卜、醋、酸等物。

【功用】 填精补髓，返老还童，补百损，除百病，发白转黑。

方二

【组成】 新罗参_{八两,去芦} 生地黄_{五斤五两三钱三分三厘有零,取汁} 白茯苓_{一斤三钱三分三厘有零,去皮} 白蜜_{三斤五两三钱三分三厘有零,炼净}

【制法】 右件人参、茯苓为细末，用密生绢滤过，地黄取自然汁，捣时不用铜铁器，取汁尽去滓，用药一处拌和匀，入银石器。或好磁器内，封用净纸二三十重，封闭入汤内，以桑柴火煮三昼夜，取出用蜡纸数重包瓶口，入瓶中去火毒，一伏时取出，再入旧汤内煮一日，出水气，取出开封，取三匙作三盏祭天地百神，焚香设拜，至诚端心，每日空心酒调一匙头服，原方如此，但痨嗽气盛、血虚肺热者，不可用人参。

【功用】 填精补髓，肠化为筋，万神俱足，五脏盈溢，发白变黑，返老还童。

方三

【组成】 生地_{一斤} 茯苓_{八两} 党参_{五钱}

【制法】　先将生地熬成膏去渣，用蜜合茯苓、党参，研末收之。

【评议】　心藏血，肾藏精，脾土为万物之本。精血充实，脾土健壮，则可防病。

延年益寿膏

【组成】　附子三两　肉桂三两　法夏一两　陈皮一两　羊腰三对　虎骨八两　吴萸一两，盐水炒　川椒一两　白附子一两　小茴香一两　白术三两　苍术一两　艾绒一两　当归三两，酒洗　破故纸二两　生香附一两五钱　川芎一两五钱　杜仲四钱，盐水炒　续断二两　巴戟天一两　黄芪一两五钱　党参一两五钱　炙香附一两五钱　酒芍一两　五加皮一两五钱　益智一两　蒺藜一两五钱　川楝一两　桂枝一两　天生磺三两，飞好　干鹿尾三条　胡芦巴一两　川乌一两　鹿角八两　云苓二两　川草薢一两　肉豆蔻一两五钱　菟丝一两　干姜一两　茵陈一两　胡桃仁二两　公丁香一两　生姜三两　五味一两　枸杞二两　大葱头三两　缩砂仁一两　甘草一两

【制法】　用麻油十五斤炸枯药，去渣，熬至滴水成珠，入飞净黄丹五斤十两。

【主治】　专治经络寒湿，舒筋活血，益气壮阳，理血荣阴，风吹冷振，寒湿脚气，痿软痹症，腰疼腿痛，百节酸疼，跌扑损伤，高坠落马，伤筋动骨，瘀血不散，及诸虚无力一切等症。善治五劳七伤，先天不足，或后天失养，及脾肾虚寒，精神短少，行步无力，耳鸣蝉声，面黄肌瘦，腹大膨胀，男子诸虚不足，妇人经血不调，崩漏带下等症。

【评议】　此方方解中称可治"妇人经血不调，崩漏带下等症"，并可治其他证情，为内病外治之法，可资医疗上借鉴。

延年涌泉膏

【组成】　杜仲二两　牛膝二两　熟地二两　附子二两　续断二两　甘草二两　生地五钱　小茴香五钱　菟丝子五钱　天麻子五钱　雄黄二钱　木香三钱

【制法】　用香油三斤，熬枯去渣，入黄丹一斤八两；再加丁香、乳香、没药各二钱，麝香二分。

【主治】　治下元虚损，梦遗滑精，阳物收缩，逢阴不举，贴两涌泉穴、阴交穴、关元穴。治左瘫右痪，或麻木不仁，或行步无力，下部虚寒，或肿痛，

贴两涌泉穴、阴交穴、关元穴。治五劳七伤，贴膏肓穴、肾俞穴、三里穴。寒湿脚气，贴两涌泉穴、三里穴。治脚根疼，贴两涌泉穴、昆仑穴。腿肚转筋，贴两涌泉穴、委中穴。治手大指次指麻木，或筋痛，贴两列缺穴、尺泽穴。手小指第四指麻木或疼，贴通里穴。治肩膀或通手麻木，或筋痛，贴两曲池穴、肩井穴。漏肩风，贴肩井穴。治疝气，贴两涌泉穴、阴交穴、阴廉穴。鹤膝风，贴膝眼穴。治心腹疼痛，或胀满，贴中脘穴。肚疼水泄痢疾，贴脐，并贴气海穴。治怒伤肝气，两胁胀疼，贴期门穴、章门穴。痞块，贴气海穴，兼贴患处。治远年近日咳嗽，气急哮喘，夜卧不宁，贴两肺俞穴。治妇女月水不调，或经至腹痛，或崩漏带下，子宫寒冷，素难受胎，贴两涌泉穴、阴交穴、关元穴。跌打损伤，俱贴患处。腰疼，贴肾俞穴。治寒痰结核于肉内，皮色不变，贴患处。此症早贴易消，若俟发出，即重大矣。治无名肿毒，疮疖未破，轻者贴之即消，重大者排脓败毒，破者拔去脓根，仍贴旧药生肌收口。治先天不足，后天亏损，骨瘦身瘦，阳气虚弱，以致腠理不密，易受风寒，常多疾病。若长贴涌泉穴，兼贴肾俞穴、关元穴，不但终身永无寒湿、脚气、瘫痪之症，抑且延年益寿，真仙膏也。

明目延龄膏

【组成】　霜桑叶_两　菊花_两

【制法】　共以水熬透，去渣，再熬浓汁，少兑炼蜜收膏，每服三钱，白开水冲服。

【评议】　此方以膏为剂型，与前此同名丸剂交替服用，更易为病人接受。

熟　地　膏

【组成】　熟地十六两

【制法】　用水煎透，炼蜜收膏。

【功用】　填精补髓，益寿延年。

【主治】　阴虚盗汗，血虚发热。

【评议】　熟地黑色入肾，味厚滋阴，填精补髓，为培元固本之药剂。

黄 芪 膏

【组成】 黄芪_{十六两}

【制法】 用水煎透，炼蜜收膏。

【功用】 补中益气，调荣固卫。

【主治】 外止阳虚自汗，内托痈疽不起，四肢无力，气虚下陷，男子遗精便血，妇女崩漏带下，痰嗽虚喘，形体羸弱。

【评议】 凡男妇老幼一切气虚不足之症，皆可常服；久服自然骨壮身强，添精益髓，虚症悉退，精神日增。或入煎剂，或用修合丸药，或单用白开水冲服俱可。作黄芪使用，庶觉便捷。现代研究注意到黄芪有调节免疫效应。

党 参 膏

【组成】 党参_{十六两}　当归_{八两}　熟地_{八两}　升麻_{二两}

【制法】 用水煎透，炼蜜收膏。

【功用】 扶元气，健脾胃，进饮食，润肌肤，补虚羸，生精脉，固真气，救危急。

【主治】 虚劳内伤，身热心烦，头痛恶寒，懒言恶食，脉洪大而虚；或阳虚自汗，多梦纷纭；或气虚不能摄血；或泻痢脾虚，久不能愈，一切清阳下陷，元气不足之症。

附录Ⅰ　现代膏方临床应用举隅

现代膏方具有浓度高、体积小、效果显著、剂型稳定、服用方便、口感良好等诸多优点。近二十年来，由于人们生活水平的提高以及健康意识的增强，膏方的发展进入了新阶段，突出表现为应用范围不断扩大，受益群体快速增加，膏方制作工艺、质量标准更加规范，膏方的包装也不断改进和更新。各大中医院纷纷开设膏方门诊，还举办多种形式的膏方节，膏方已成为群众广为接受的慢性病调理和养生保健的重要手段之一。

一、现代内服膏方的适应人群

现代膏方应用广泛，适用于各类慢性病患者、亚健康人群及其他需要调理、康复及保健的人群。

1. 亚健康状态人群：长期劳累或压力过大而致身体虚弱、精力不足、怕风怕冷、情绪低落、失眠健忘或免疫功能低下、易感冒、易感染人群。

2. 慢性疾病患者：慢性支气管炎、支气管哮喘、慢性鼻炎、高血压病、高脂血症、冠心病、糖尿病、慢性胃炎、夜尿多症、忧郁焦虑、长期失眠等患者。

3. 女性专科：黄褐斑、痛经、月经不调、不孕、产后体虚、更年期综合征等患者。

4. 男性专科：肾虚体弱、阳痿早泄、少精不育等患者。

5. 老年人：老年人各项生理功能都逐渐衰退，适当进补调理能增强体质、延缓衰老。

6. 体弱多病的儿童：包括易患感冒、咳嗽、厌食、慢性腹泻、身体虚弱、发育缓慢者。

7. 疾病康复期患者：大病重病后或术后身体虚弱者、肿瘤放化疗后处于康复阶段者。

二、现代膏方临床应用举隅

现代膏方处方的内容可包括五个部分，分别是中药饮片、细料、胶类、糖类以及辅料等。临床膏方处方应用必须做到以中医药理论为指导，临床症候为依据，辨证与辨病相结合，辨证论治层次清楚，治疗原则正确合理，中药选用精当有序，细料及胶类、糖类投入具有针对性与合理性；处方的立足点是取得患者机体的整体平衡，包括阴阳平衡、气血平衡、脏腑平衡等。处方中应时刻注意顾护胃气，使整个处方补而不腻，收而不敛，通而不泄，消化吸收良好，才能达到我们预期的目的。膏方分为成方膏方与个体膏方，如二冬膏、八珍膏、益母草膏等均为成方膏方，个体膏方是一人一方，一人一料，具有明确的个体化针对性。

（一）慢性萎缩性胃炎

内服膏方治疗慢性萎缩性胃炎，不仅能治标改善症状，还能治本，能不同程度逆转胃粘膜萎缩、肠化、异型增生，防止癌变。

1. 肝郁脾虚证

症见胃脘胀闷或胀痛，常伴嗳气，每因情志变化而作，大便不畅或偏溏，舌淡红，苔薄白或稍腻，脉细弦，治宜疏肝理气、健脾和胃，可予柴胡舒肝散合六君子汤加减制膏服用。

2. 气虚血瘀证

症见胃脘刺痛，痛有定处，按之痛甚，食后加剧，舌质暗或有瘀斑，苔薄白，脉弦细或涩，治宜益气理中，活血化瘀，可予六君子汤合失笑散加减制膏服用。

3. 胃阴亏虚证

症见胃痛隐隐，嘈杂易饥，口干咽燥，大便干结，舌红少津，脉细数，治宜滋阴养胃，和中止痛，可予一贯煎合芍药甘草汤加减制膏服用。

4. 脾虚湿热证

症见胃脘痞满或痛，嘈杂纳呆，口干口苦，渴不欲饮，大便黏，排出不爽，舌边或有齿印，舌苔薄黄腻，脉细滑数，治宜健脾理中，清热化湿，可予四君子汤合清中汤加减制膏服用。

5. 脾胃虚寒证

症见胃痛隐隐，喜温喜按，空腹痛甚，得食则减，手足欠温，大便溏薄，舌淡，或边有齿印，苔白，脉虚弱，治宜温中健脾，和胃止痛，可予黄芪建中汤加减制膏服用。

（二）失眠

一项调查表明，我国有睡眠问题的人超过30%，其中需要服药治疗的达17%，睡眠障碍严重危害着人们的身心健康。膏方对长期失眠患者的效果尤其明显，且无副作用、无依赖性。

1. 心脾两虚证

症见不寐，如入寐则多梦易醒，心悸健忘，头晕体倦，面色少华，舌质淡，苔薄白，脉细弱，治宜补益心脾，养血安神，可予归脾汤加减制膏服用。

2. 肝郁化火证

症见不寐，急躁易怒，口渴喜饮，目赤口苦，大便秘结，小便黄，舌红苔黄，脉弦而数，治宜疏肝泻火，清心安神，可予龙胆泻肝汤加减制膏服用。

3. 痰热内扰证

症见不寐，胸闷心烦，口苦纳呆，苔腻而黄，脉滑数，治宜清热化痰，宁心安神，可予黄连温胆汤加减制膏服用。

4. 心胆气虚证

症见不寐，寐则多梦，易于惊醒，胆怯多虑，遇事善惊，小便清长，舌质淡，脉弦细，治宜益气镇惊，安神定志，可予安神定志丸合酸枣仁汤加减制膏服用。

5. 心肾不交证

症见心烦不寐，五心烦热，头晕耳鸣，腰膝酸软，健忘，口干，舌质红，脉细数，治宜滋阴降火，交通心肾，可予六味地黄丸合朱砂安神丸加减。

6. 血虚肝郁证

症见不寐，或梦多易醒，或胸胁胀满，善叹息，急躁易怒，舌红，苔白或黄，脉弦，治宜疏肝养血，宁心安神，可予酸枣仁汤加减。

7. 阴虚火旺证

症见心烦不寐，手足心热，咽干，盗汗，或口舌糜烂，舌红，少苔，脉细数，治宜滋阴降火，清心安神，可予黄连阿胶汤加减。

8. 瘀血内阻证

症见失眠心悸，头痛头晕，或伴唇色紫黯，胸胁刺痛，舌黯红，或有瘀斑，脉多弦细涩，治宜行气活血，化瘀安神，可予血府逐瘀汤加减。

(三) 痛经

膏方治疗痛经不仅可以让疼痛症状减轻甚至消失，还可以根据患者的体质及病机的不同加以调理，使冲任调和、气血顺畅以达治本之目的。

1. 气滞血瘀证

症见经前或经期小腹胀痛拒按，经行不畅，血色紫暗有块，块下痛暂减，疼痛随着月经结束而消失，或伴胸胁乳房胀痛，痛甚伴恶心、呕吐、腹泻、头晕、四肢厥冷，舌质黯，苔薄白，脉多弦，治宜理气活血，化瘀止痛，可予膈下逐瘀汤加减。

2. 寒凝血瘀证

症见经前或经期小腹冷痛拒按，腰骶酸痛，得热痛减，月经多延后，经量少、色黯有瘀块，伴面色青白，肢冷畏寒，舌质黯，苔白，脉沉紧，治宜温经散寒，化瘀止痛，可予少腹逐瘀汤加减。

3. 湿热瘀阻证

症见经前或经期小腹疼痛，或有灼热感，经血量多或经期长，经色黯红质稠，平素带下量多，色黄有异味，口干口苦，小便黄赤，舌质红，苔黄腻，脉弦数，治宜清热除湿，化瘀止痛，可予三妙散合清热调血汤加减制膏服用。

4. 气虚血弱证

症见，经期或经后小腹隐隐作痛，喜按，月经量少，色淡，质稀，伴头晕心悸，神疲乏力，舌质淡或有齿印，苔薄白，脉细弱，治宜益气养血，调经止痛，可予圣愈汤加减制膏服用。

5. 肾精不足证

症见经期或经后小腹绵绵作痛，伴腰骶酸痛，经色黯量少质稀，伴头晕耳鸣，健忘失眠，舌质淡红，苔薄，脉沉细，治宜补肾填精，养血止痛，可予益肾调经汤加减制膏服用。

（四）易感冒

膏方对反复感冒的亚健康人群具有提高免疫力、增强体质的作用，可以明显减少感冒次数，疗效显著。

1. 肺脾气虚证

症见反复感冒，气短懒言，语声低微，面色萎黄，体倦乏力，舌质淡有齿印，苔薄白，脉虚无力，治宜益气固表，可予补中益气汤与玉屏风散加减制膏服用。

2. 阳虚证

症见反复感冒，平素感觉怕冷，四肢发凉，口淡不渴或喜热饮，大便稀溏，舌淡胖苔白滑，脉沉迟无力，治宜温阳固表，可予金匮肾气丸合玉屏风散加减制膏服用。

3. 阴虚证

症见反复感冒，伴口燥咽干，五心烦热，盗汗，大便干结，舌红少津，或少苔，脉细数，治宜滋阴益气固表，可予六味地黄丸合玉屏风散加减制膏服用。

三、结　　语

随着膏方的日益普及，为加强膏方管理，促进规范使用，保证安全有效，推进膏方在全国范围的进一步推广应用和健康发展，国家中医药管理局于2013年5月专门发文《关于加强对医疗机构膏方推广应用管理的通知》及《中医养生保健技术操作规范Ⅱ——膏方》，文中就膏方在处方配伍、制作加工和服用等各个方面进行具体阐述和界定。文中也明确提出，膏方是运用中医整体观，贯彻三因制宜思想，由资深的中医药学专业人员根据不同个体的体质状况，遵循中医辨证论治的思想，合理配伍组方，再经过严格的特定工艺加工而成的膏剂，经口服后发挥滋补强身、抗衰延年、治病防病的作用；长期以来在保障与增进健康方面发挥着积极的作用，成为群众广为接受的养生保健的重要手段之一，尤其适用于阴阳、气血、津液失衡的人群。

附录Ⅱ　膏方索引